中国医学科学院健康科普研究中心推荐读物
国家卫计委临床医生科普项目
百科名医系列丛书

专 家 解 读
男性不育症重在调养

主 编　郭　军　常德贵

编　者（以姓氏笔画为序）

王　福　　王永磊　　许芮豪　　岐宏政

张朝德　　陈　承　　赵家有　　钟小冬

俞旭君　　耿　强　　高庆和　　郭　军

黄晓朋　　常德贵　　彭成华　　韩　强

董　良　　潘俊杰

中国协和医科大学出版社

图书在版编目（CIP）数据

男性不育症重在调养／郭军，常德贵主编. —北京：中国协和医科大学
出版社，2014.6

（百科名医系列丛书）

ISBN 978-7-5679-0082-0

Ⅰ. ①男… Ⅱ. ①郭… ②常… Ⅲ. ①男性不育-食物疗法
Ⅳ. ①R247.1

中国版本图书馆 CIP 数据核字（2014）第 083615 号

专家解读
男性不育症重在调养

主　　编：郭　军　常德贵
责任编辑：吴桂梅
助理编辑：高淑英

出版发行　**中国协和医科大学出版社**
　　　　　（北京东单三条九号　邮编 100730　电话 65260378）
网　　址：www. pumcp. com
经　　销：新华书店总店北京发行所
印　　刷：北京佳艺恒彩印刷有限公司

开　　本：710×1000　1/16 开
印　　张：8
字　　数：250 千字
版　　次：2016 年 1 月第 1 版　　2016 年 1 月第 1 次印刷
印　　数：1—5000
定　　价：20.00 元

ISBN 978-7-5679-0082-0

（凡购本书，如有缺页、倒页、脱页及其他质量问题，由本社发行部调换）

前　言

　　由于环境的污染、精神生活压力加大、不良的生活习惯等因素，使男性的精子质量每年以1%的速度下降，男性不育症有逐年增加的趋势，但其病因、发病机制尚不清楚，目前不育症的治疗以经验治疗为主，治疗无肯定的药物和方法，缺乏有效的手段。辅助生殖技术的问世，体外受精与胚胎移植给许多不育患者带来希望，但费用较高，成功率不高，仍然使部分男性不育症患者，难以实现为人父的愿望，男性不育症仍是患者和医生共同关注的重要病症之一。

　　男性不育症是常见病、多发病之一，严重影响患者的生活质量，甚至危及家庭的稳定，由于影响生育的因素较多，常常由多种病因造成，治疗方法多样，以综合治疗为主，除了药物或手术治疗外，患者自己的日常生活调理，配合治疗也十分重要。因此，提高男性的健康和预防意识，让更多的人了解、熟悉、掌握男性不育症的防治知识，对于不育症患者积极配合治疗，少走弯路，具有重要意义。

　　本书从调养康复的角度出发，从患者最关心的问题入手，分别介绍男性不育症的基本知识，如：什么是男性不育症、导致不育症的原因、男性不育诊断治疗的情况，重点是男性不育的防治措施，如怎样安排饮食、怎样选择适宜的运动方式和体育锻炼、怎样掌握和应用简便易行的调理方法、怎样进行心理康复、面对不育的现实压力自己应该怎么做、要注意什么、如何有效防治不育等。本书尽量避免纯学术性文字描述，有较强的实用性、可读性，对患者及家属可以起到一定的指导作用，从而使患者认识到自己在防治不育症中的主动作用，增强信心，积极配合治疗，以最少的费用、最短的治疗周期达到生育的目的，最大程度地减少不育带来的生理和心理压力，充实和提高患者的生活质量。

　　我们编写此书的目的是让患者了解、掌握不育的基本知识，指导患者怎样通过自我保健，预防和治疗本病，这是配合治疗和康复的重要环节。本书适于不育症患者及其家属，以及医务工作者参考。本书在编写过程中，参考了国内外大量的文献和图表，因篇幅有限未能一一列出，在此深表感谢！由于我们水平有限，书中难免有疏漏之处，敬请读者批评指正。

郭　军　常德贵

2015 年 10 月

目　录

第一篇 男性不育症概述

什么是男性不育症？

男性生殖环节很多，主要有男性生殖系统的神经内分泌调节，睾丸的精子产生，精子在附睾中成熟，精子排出过程中与精囊、前列腺分泌的精浆混合而成精液，精子从男性生殖道排出体外并输入到女性生殖道内，精子在女性输卵管内与卵子受精等。在这些环节中受到疾病或某种因素的干扰和影响，都可发生生育障碍，因此，男性不育症不是一种独立的疾病，而是由某一种或很多疾病与因素造成的结果。

有些男性婚后久不生育，有些男性以前曾有生育，现在却不能生育了，去医院检查，结果患上了不育症，那么到底什么是不育症呢？

由于正常夫妇不避孕一年受孕机会约 85%，婚后两年为 93% ~ 95%，因此以前将男性不育时间定为两年，1995 年世界卫生组织（WHO）将男性不育定义改为至少有一年的性生活史，性生活正常，且未采取任何避孕措施，女方检查正常，由于男方自身的原因造成女方无法怀孕叫做男性不育症。

有些男性平时能吃能睡，身体比较健壮，从头到脚没有任何一点不舒服，压根不会想到自己会不能生育，早期未引起重视，而且现在晚婚晚育的夫妇越来越多，一旦检查发现患了不育症，其治疗周期较长，可能会延误治疗的时机，增加治疗的难度，因此将不育症确定为一年，其修改的目的在于敦促患者早就诊、早检查、早治疗。

男性不育症患者有的可有身体的不适症状，有的无明显的症状，但精液检查显示精液质量不正常，如精子数量少、精子活动能力低下、死精子、无精子或精液不液化等。

发生男性不育症，有的可找到明确的原因，比如有遗传因素、生殖系感染、获得性睾丸损伤、免疫性因素等原因，但约70%的男性不育症没有明确的原因，即找不到原因，从而增加了不育症的治疗难度。

患不育症的人多吗？

随着科学技术的进步和工业化的发展，人类生存环境的污染严重影响了人类的生育安全，全球范围内人类精子的数量和质量正在不断下降，有报道指出男性精子密度从 30 年前 $100×10^6$/毫升，已降至 $(20~40)×10^6$/毫升，男性不育症发病率越来越高，有逐年增加的趋势，已是临床常见病，严重影响男性的自尊和家庭的稳定，在大街上、电视、网络上随处可见的治疗"不孕不育"的广告，也提示这个群体的人数越来越多。

根据调查报告，全世界不孕不育的发病率占生育期人口的12%~20%，欧美有些工业发达国家已增至 25%，全世界约有男性不育症患者 2 亿人。2010 年的一项调查显示，我国 10%的夫妇患有不育症，全国男性不育者约有 5000 万人，不孕不育的夫妇中，单纯女方原因占25%~30%，单纯男方原因的占 20%~25%，夫妻双方因素的约占 50%。

3　男性不育症都是一样的吗？

虽然同是一种疾病，但不育症患者之间有很多不同的地方，目前临床上根据不育症患者病史、致病原因等的不同，将疾病分为几个种类：

（1）按病史分类：根据患者之前使异性怀孕的情况可以将不育症分为原发性不育症和继发性不育症。原发性不育症指一个男性从来没有使一个女性（包括现任妻子和以前的女友）怀过孕；继发性不育症指男方有过生育史（包括使女方怀孕和流产史），性生活正常，但由于疾病或某种因素干扰了生殖的某环节，1年以上未使用避孕措施而不孕者。这个分类可以间接地反映出男性精子的受精功能，继发性不育症患者的精子受精功能往往要好于原发性不育，其预后也较原发性不育症要好，也就是说，继发性不育要比原发性不育治愈的可能性大些。

（2）根据致病原因及治疗希望大小将不育症患者分为绝对性不育症和相对性不育症。绝对性不育症是指无治疗成功希望的不育症，患者完全没有生育能力，主要指部分无精子症患者，由于致病原因是先天性染色体异常、重度隐睾、睾丸发育不良等，造成了睾丸内生精细胞不发育甚至缺失，失去了产生精子的"种子"。这种患者往往睾丸体积较小，有些甚至只有花生米大小的睾丸。相对性不育症指的是有治疗成功希望的不育症，比绝对性不育症要多见，患者精子质量不好，但有一定的生育能力，生育力低于怀孕所需要的临界值，如临床常见的少精子症、弱精子症、畸形精子症、精液液化异常等，通过药物治疗，大部分患者的精子指标能够得到改善从而成功受孕。梗阻性无精子症患者可以通过手术复通或者人工辅助生殖技术受孕。

4　不育症能治好吗？

理论上讲，只要射精，排出的精液含有活动精子，就有生育可能。大多数不育症是相对不育症和继发不育症，就是说，精子的质量不达标，生育能力下降，但不是不治之症，多数不育症是可以治好的。

不育症的治疗重点在于找出具体的致病原因，比如说常见的慢性前列腺炎、附睾炎、精索静脉曲张等，采用药物或手术进行相应的治疗。当然，也有很多的不育症患者找不到具体的病因，仅仅表现为精液指标的异常，这些患者通过中西药物的调理后精子指标大部分可以得到改善，并正常受孕。严重的无精子症患者中，部分是由于输精管道阻塞引起的，通过输精管道再通手术，恢复正常的精子输送功能就能重新获得怀孕的希望；再通手术失败或者生精功能低下的无精子症患者，可以选择借助人工辅助生殖技术，就是我们通常说的"试管婴儿"，精子和卵子在体外结合受精后移植到子宫，给患者最后的生育希望。

5　得了不育症"丢人"吗？

有些男性受落后文化的影响，认为男人身体看起来比较结实，能吃、能干活，身体没有明显的病痛，不可能有什么问题。想当然地认为生不出来孩子，只能是女性的责任。男性常常受传统观念影响逃避检查，到最后女方实在找不出原因了男方才不得不去检查，结果问题出在男方，有的男性觉得自己不行，很丢人，背上沉重的心理负担。这对治疗是不利的。

人们认为"性"方面的问题为"隐私问题"，出现这方面的问题觉得很丢人，不愿意就医。目前男性不育症已经不是"少数人"的问题，其患病率非常之高，而且还在逐渐增加。患有不育症时，应当正确认识不育症，抛弃落后观念，及时就医，不要一味地考虑自己的面子，把责任推给自己的妻子，应当一起承担责任。

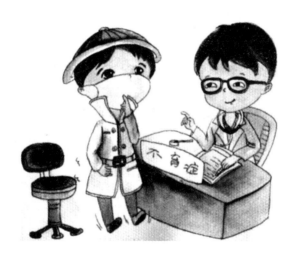

 哪些职业可能会导致不育的风险？

影响男性不育的原因很多，其中有些职业，由于其工作性质、环境，可能接触一些有害的物质，对其生育存在潜在的风险，从事以下职业的男性尤其要做好必要的防护。

高温接触职业：男性睾丸对高温敏感，阴囊温度只要上升 $1 \sim 2℃$ 就会抑制精子的生成，持续的高温环境能导致生殖细胞损害，如精子畸形率高、活力降低、密度减少等引起不育症。高温热损害与温度和持续的时间密切相关，常见于司机、厨师、焊接工、消防员、锅炉工等职业人群。研究表明，司机职业不育男性精液质量异常率（如精子畸形率、密度和活力异常率）显著高于非司机职业者和正常男性，驾龄 8 年以上者更为严重，这可能与长时间坐姿、温度增加、睾丸缺血缺氧及长时间注意力高度集中等因素有关。

辐射接触职业：根据辐射来源，人们在生活、工作中主要接触的电磁场一般可分为天然电磁场（雷电、地球磁场）、射频电磁场（雷达、手机等）、工频电磁场（电脑、变电站等）。大剂量长时间的辐射后可出现性激素分泌紊乱、曲细精管萎缩、生精细胞减少及排列紊乱、成熟精子减少、附睾分泌紊乱等。长时间接受雷达辐射的工作者，其精子密度、活率、a 级精子百分率显著降低，畸形率升高。

重金属接触职业：一些接触重金属及其化合物的职业也会对男性的生殖系统造成损害。目前已发现能造成男性生殖系统损害的金属有铅、汞、铝、铜、镉、锰、镍、铬、砷等。铅对睾丸有直接的毒性作用，蓄电池厂和使用焊锡等铅作业的工人，特别是铅中毒者，其精子的数量显著减少、畸形率增高、活力降低。汞作业男工易致汞中毒，其血液及精液中汞浓度明显高于对照组，睾丸活检有汞沉积及生精过程损伤，表现为精液量减少、液化时间延长、精子存活率下降、精子畸形率增高等。

有机溶剂、农药接触职业：有机溶剂已广泛应用于化工及相关行业，含有苯及其同系物、二硫化碳和甲醛等化合物的有机溶剂对男性生殖系统有明显的毒性作用，受影响最大的是油漆工、装修工、建筑工和印刷工，因为他们会更多地置身于存有大量挥发性有机溶剂的环境中。人接触有机溶剂的时间和强度与精液质量下降呈正相关。农药污染物可损伤生殖器官和生精细胞功能，影响内分泌功能，引起生殖相关基因的异常表达，从而影响男性精子发生的正常进行，导致男性少精、弱精、精子畸形或无精子症。

此外，电气工程师、财物分析人员、电脑管理人员和教师较一般服务人员更易发生生育障碍，可能与工作压力大和电磁辐射等因素相关。

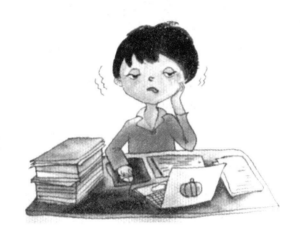

 什么时候是生育的黄金年龄？

生活中，虽然有的男子"老来得子"，"八十老翁生子"的新闻时有所闻，但是从优生角度看，25～35岁是男性的黄金生育年龄。这个时期的男性精子质量是最好的，所以生育能力也是最强的。未生育的已婚男性应规划好工作事业和生育的事，争取在这个时间段完成这个事。

有些适龄结婚的男性可能在经济、心理方面还存在一些不足，没有做好准备，或者为工作事业，追求个人生活品质，婚育年龄逐渐推后，30多岁才生孩子的现象已经屡见不鲜。不少男性甚至中年以后才考虑"传宗接代"的问题，对很多人来说，生孩子似乎并不是什么难事，我想什么时候生孩子就什么时候生。然而，我们身边很多做好要孩子准备的夫妻，突然发现无论怎么努力却怎么也怀不上了。却不料，这时精子质量已经随年龄增长而衰退。再加上中年男性巨大的工作压力、吸烟喝酒、不良生活习惯等进一步损伤了精子的质量，少精、弱精、畸形精子症导致生育能力直线下降，想要再怀孕就可能出现困难了。随着年龄的增加，身体功能却逐步减退，体能下降、性生活频率降低，力不从心了，也会降低受孕机会；生育的风险也大大地增加，不光是"生不出来"，还有生出来的孩子出现问题的风险。随着畸形精子的增多，精子携带的遗传物质出现异常的概率也会增加，受孕后胎儿出现停育、流产、畸形的风险也就相应增大了。因此年轻的男性不要一心扑在事业上，让自己成了社会精英，耽误了最佳生育年龄。适龄结婚生育，不仅是对自己、对社会，也是对孩子的最大责任。

8 性生活正常，能够射出精液，为什么还是不能生育呢？

有些男性平时身体好好的，从头到脚没有任何一点不舒服，性生活满意，有精液射出，排精功能无异常，可是一年半载还是没有让女方怀孕，把原因归于女方，结果去医院检查，女方正常，自己被诊断得了不育症。这是怎么回事？有些男性感到很疑惑，其实正常的生育功能不光是能够正常的性生活和射出精液，主要还是取决于精液以及精液中精子的数量和质量。精液包括精浆和精子，精液中精浆大约占95%，而精子仅占不到5%。精浆是由前列腺、精囊腺和尿道球腺的分泌液组成的，里面含有的果糖和蛋白质等物质，为精子活动提供充足的营养支持。精浆就像池塘中的水，而精子就是里面的鱼，精浆里面含有精子生存的所有物质，精浆和精子出现异常，都会导致不育。精子从睾丸、附睾生产并输出后，射精前才与精浆混合形成精液。精浆的成分正常，可以保证射精后精子在体外有足够的营养保持其快速的运动能力，反之，精浆不正常，精子得不到充足的支持，活动力自然下降，好比一个水质不好的池塘中，鱼儿的生长会受到影响，甚至会死亡一样。另外，精子的质量好坏也是决定能否生育的关键因素，无精子或精子的数量少、精子活动能力低、精子存活率低、正常形态精子少等都关系到受孕概率的大小。通常情况下，我们只看到正常射出了精液，但是这其中精浆成分是否正常，精子质量是否过关，肉眼是无法看出来的。因此，要想生育不光要能射出精液，还需要看精液的各项参数是否正常，如果某一项指标出了问题，就有可能导致女方不能怀孕。

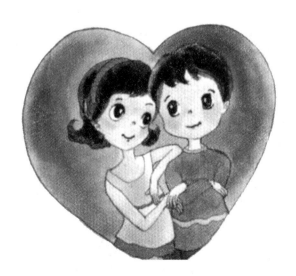

什么情况下应及时就诊检查？

临床上有些患者自认为年轻，不育两年多时间才来就诊；有些心急的则在计划怀孕两三个月后发现没有预期怀孕就马上来医院就诊，显得非常盲目，那么到底患者多长时间不育应该到医院就诊呢？有些男性不育症的征兆不明显，很容易误认为自己生育力正常，未引起重视，等到30多岁才准备生育，可能会延误治疗，造成终身遗憾，因此在日常生活中出现以下情况时应当引起注意，及时去医院就诊检查。

（1）婚后正常性生活，但妻子超过1年还没有怀孕；晚婚晚育者，男方大于35岁，女方大于28岁者，结婚后半年未生育，可提前去医院检查。

（2）精液量过少。正常男性行房或者手淫射出的精液在2~5毫升，最低不能小于1.5毫升，相当于矿泉水瓶盖的四分之一。

（3）阳痿早泄。阳痿现在称为阴茎勃起功能障碍，是指在性生活过程中，阴茎不能勃起或勃起不坚，或者虽然有勃起且有一定程度的硬度，但不能维持足够的时间，未射精即发生疲软，最终导致不能完成性交。早泄一般是指男性阴茎进入女性阴道后失去控制射精的能力，在2分钟内即出现射精，甚至未进入女方阴道即出现射精。

（4）腰酸腿软，性欲下降。从中医的角度来说，男性出现这些症状的时候就可能示"肾虚"了，同时也可能伴随生育能力的下降。

（5）生殖系统感染。如附睾炎、睾丸炎、尿道炎、前列腺炎等生殖系统的感染都有导致不育症的可能性，因此患有或者以前发生过这类疾病的人，应去医院检查生育情况。

泌尿道的感染应及时有效地治疗，防止感染波及生殖器官；提倡健康的性生活，使用避孕套，尽量避免婚外性行为，以免传染上淋病、尖锐湿疣、非淋菌性尿道炎等疾病；如果已经感染了性传播疾病，夫妇双方均应进行彻底、有效地治疗。

（6）阴囊包块。如果自己摸到阴囊里面出现异常的包块时，要注意提高警惕，阴囊的包块可能是疝气、鞘膜积液、炎症、精索静脉曲张、囊肿，甚至可能是肿瘤。扣及睾丸缩小或只有一个睾丸等，应及时去医院检查。

多多关注自己的身体情况，及时合理地进行自我身体评价，当出现一些身体征兆时应当引起注意，不随意忽略但是也不要过度紧张，这些指征不是不育症绝对征兆，即有这些情况不一定导致不育症。如果身体不适应及时到医院就诊。

 哪些性功能障碍可以影响自己的生育能力？

性生活是正常夫妻生活必不可少的一部分，而从人的本能上来说，性生活的一大目标就是生育后代。正常的性生活是保证生育的前提，就男性而言，阴茎的硬度、控制射精的能力减退，可能影响生育，如果身体出现以下的异常表现，就有可能是不育的预警信号，应引起重视，及时就医了。

（1）阴茎勃起障碍：就是通常说的"阳痿"，由于阴茎勃起不坚、不能维持勃起而不能完成性交，夫妻性生活不和谐，严重者，阴茎不能放入阴道，自然就不能受孕。

（2）早泄：阴茎插入阴道1~2分钟就射精，早早收场，甚至"见花泄"，就是阴茎刚接触女方阴道就发生射精，除了心理原因外，可能还有其他原因会影响生育。

（3）频繁遗精：如果出现每月 2 次以上甚至每周出现遗精的情况就要注意是不是身体出了什么问题，频繁的遗精会导致精子数量不足，质量下降，引起不育。

（4）逆行射精、射精疼痛、血精：这是射精方面出现问题的表现，都会影响生育。

第二篇 男性不育症常见原因和危险因素

11 营养缺乏会影响生育吗？

营养因素与生育关系密切，这已经得到科学研究的证实，营养不足或营养过剩都可导致男性不育症的发生。动物实验表明，营养不良可降低动物的精液量和精液果糖含量，严重营养缺乏则可导致精子生成障碍。在食物相对丰富的今天，造成营养不良的原因除了疾病外，主要是厌食和偏食。营养不良者常存在不同程度的氨基酸、维生素、微量元素缺乏，而精子的产生、成熟及活动能力等，与氨基酸、维生素 A、维生素 B、维生素 C、维生素 E 和微量元素锌、钙、铁、硒等有密切关系，如饮食中缺乏这些物质，则可使精子生成减少、精子活力下降而导致不育。

蛋白质含有人体活动所需要的多种氨基酸，它们参与包括性器官、生殖细胞在内的人体组织细胞的构成，如精氨酸是精子生成的重要原料，且有提高性功能和消除疲劳的作用。维生素缺乏，如维生素 A 缺乏可导致生精上皮生长不全；维生素 B 缺乏可影响垂体功能，从而降低生育能力；维生素 C 缺乏会使精液易于凝固，使精子的受精能力减弱而致不育，维生素 C 还有抗氧化作用，维生素 C 缺乏降低对精子的保护作用；维生素 E 缺乏可引起睾丸损害，导致生精障碍；钙、铁缺乏可降低生育能力；微量元素锌和硒的缺乏亦会对精子的生成及活力产生很大的影响。

营养过剩也可导致男性不育，这种潜在的危险常始于少年时期，少年时期营养过剩会导致肥胖，脂肪沉积使脑垂体后叶脂肪化，导致脑垂体功能丧失或减退，男性激素释放减少，从而出现睾丸缩小、阴茎不发育等，成年后不育的可能性极大。

12 内分泌功能紊乱会引起不育吗？

内分泌因素所致的少精症和无精症，主要是下丘脑-垂体-睾丸性腺轴系统功能障碍所致的不育症。

（1）性腺功能低下：原发于性腺本身的多种疾病，或继发于垂体前叶、下丘脑病变所致的促性腺激素分泌不足、促性腺功能改变的疾病，如垂体性巨人症、肢端肥大症、库欣综合征等。无论何种原因导致的性腺功能低下，均致使睾丸的间质细胞和曲细精管不成熟，出现睾酮缺乏，精液中无精子、少精子或为不成熟精子。

（2）甲状腺疾病：甲状腺功能低下或亢进均可致体内代谢紊乱，从而影响男性生殖系统，出现睾丸生精功能障碍，精液中精子量少、精子活动力减退，可致男性不育症。

（3）肾上腺疾病：如肾上腺皮质疾病、肾上腺髓质肿瘤、先天性肾上腺增生症、艾迪生病等均可影响性腺功能，使激素分泌出现异常，而发生精液中精子减少。

（4）糖尿病：本病是糖代谢紊乱的疾病，其严重时，蛋白质、脂肪、电解质等代谢相继紊乱。因而，糖尿病患者常见有性功能减退及生精障碍。

生活环境对生育有什么影响吗？

环境污染越来越严重，对男性的生育能力造成明显的影响，研究证实不良环境影响睾丸的生精功能导致不育。如接触放射线、化学产品和重金属及高温作业等，敏感的人很快就可出现生精细胞受到损伤，而使精子无法生成。若查实确为此类原因造成，应及早脱离接触或注意防护，可以使原有功能恢复。长期不予重视，听之任之，等达到不可逆转的程度就难以治愈。

（1）高温：睾丸所处的阴囊环境的温度比正常人体体温低 1～2℃，有利于精子的生成。长期久坐、坐浴、桑拿浴，穿着牛仔裤、紧身裤等日常行为都可使阴囊部位的散热受到影响，使睾丸局部的温度升高、精子的发生受阻，从而影响生精过程，导致精液质量下降，出现少精、弱精、死精、畸形精子、无精子等。

（2）辐射：在人体内睾丸是对辐射最敏感的器官之一，日常生活中，会不自主的或者不可避免的接触到辐射，而现代研究显示电离辐射既可引起生殖器官的病理损坏也可导致生殖腺结构和内分泌功能发生改变而致不育。手机已基本成了每个人的"必备品"。人们使用手机的时间增长，手机发出的高频电磁波辐射不仅造成神经、血液、免疫系统以及眼睛的损害，生殖系统也"在劫难逃"；其他还包括电磁波、微波、红外线、紫外线、超声波、电视通讯、雷达探测、工业加热和理疗等电子设备均会产生不同频率和功率的电磁辐射。

（3）重金属：接触重金属也会对男性的生殖系统造成损害。目前已发现能造成男性生殖系统损害的金属有铅、汞、铝、铜、镉、锰、镍、铬、砷等。如铅对睾丸有直接的毒性作用，蓄电池厂和使用焊锡等铅作业的工人，特别是铅中毒者，其精子的数量显著减少、畸形率增高、活力降低。有报道铅作业男工的妻子的自然流产率和胎儿死亡率明显增高。研究认为接触铅的初期，其毒性主要是对睾丸作用，随着接触的增多，损害下丘脑和垂体，从而影响性激素轴，间接影响睾丸，同时可致性欲减退，勃起无力，射精障碍；有研究资料表明，铜与男性不育症有着密切的关系。目前认为铜是对精子最有害的金属元素。铜可导致精子活动力减弱乃至丧失，影响精子的存活率及穿透宫颈黏液的能力，还能干扰精子移动及合子着床。

（4）有机溶剂：有机溶剂在工业和生活中应用广泛，如室内装修材料、油漆等，其含有苯、二硫化碳和甲醛等，对男性生殖系统有明显的毒性作用，可使精液量减少，液化时间延长，精子数量减少，存活率下降，畸形率上升。苯用于石油精炼，已被证明可致小鼠睾丸萎缩。甲醛也同样具有生殖毒性，经常接触甲醛的男性可出现精子数量减少、生精细胞二倍体数目增加等情况，其毒性作用与接触情况有密切关系。

（5）其他：如化学毒物、除草剂、杀虫剂（如二溴氯丙烷）、有毒塑料制品等带来的环境污染有关，这些污染物可作用于男性生殖系统，造成男性精子数量和精子质量的下降。因此，在现实生活中要尽量避免接触有毒的化学物品，注意保护环境。

14　哪些药物会导致不育？

人的身体时不时会出点"小问题"，生病吃药再正常不过了，药物在治疗疾病的同时也会产生一些不良应。据临床观察表明，有许多药物对精子的生成、男子的性功能等有不良的影响。其影响的程度取决于多种因素，如药物的剂量，服药时间的长短等。其中个体的敏感性也是个重要原因。在男性不育症患者中，由药物引起的比例为 4% ~ 6%，药物既治病也致病，合理用药才能更好地保证身体健康。目前据临床研究，以下几类药物对男子生育力的影响较大。

（1）激素类：长期使用皮质类固醇激素、性激素和促性腺激素释放激素等药物会干扰下丘脑-垂体-性腺轴，以至于影响精子的生成和成熟，使精子生成减少导致不育。如甲基睾丸素、庚酸睾丸酮、环丙孕酮、肾上腺皮质激素等。

（2）化疗类药物：临床观察证实，绝大多数的化疗药物有导致男性不育的副作用。如环磷酰胺，该药可破坏睾丸的生精细胞，使睾丸生精功能下降，如果在青春期用药可致睾丸萎缩。

（3）抗高血压药物：这一类药物主要的副作用为降低患者性欲，可导致射精困难，甚至不射精。如甲基多巴、呱乙啶可引起阳痿和射精困难。

（4）抗生素：研究发现抗菌药物呋喃妥因损害精子质量、致畸。复方磺胺甲噁唑可以抑制睾丸功能，使精子数量大为减少，精子活动能力明显低下。

（5）抗胃酸药：最常用的有西咪替丁（甲氰咪胍）、雷尼替丁等。

（6）棉酚：具有抗生育的能力，棉酚可导致严重少精、无精和畸精症。适用于能够接受永久性不育的男性作为节育药物使用。以往我国一些产棉区有食用棉籽油的习惯，调查证实这些地区男性不育的发病率增高与其食用棉籽油有关。

（7）其他：治疗溃疡性结肠炎的柳氮磺胺吡啶影响附睾等附属性腺，导致精子质量下降；中药雷公藤影响睾丸生精功能，使精子活动力下降。

可见有些药物具有导致男性不育症的作用，在选择用药时，应权衡利弊。药物对男性生殖功能的影响大小与个体敏感性有很大关系，并非所有服用者都会导致不育。在此提倡科学用药、合理用药，切忌盲目服药。

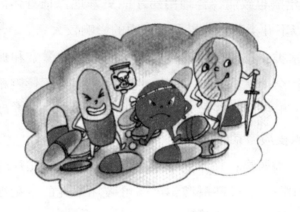

 心理精神因素会引起不育症的发生吗？

随着经济的发展，快速的城市化，生活节奏的加快，人们的压力也随着增加。不能适当的释放压力会对生育有影响吗？据统计，由于情绪引起的不育约占全部不育人数的5%，可见情绪稳定的重要性。

由于日常生活、工作的繁重使得现代男性压力巨大，迫使人们长期处于一种精神紧张的状态，很多人甚至出现焦虑、抑郁等症状。精神紧张不仅对男性精子的生成、成熟和活动能力有影响，而且对精液中的精浆也有影响，精浆是精子射出后及受精前的生存环境，精子对环境极其敏感，精浆出现变化时极不利于精子存活，当精子奔跑到与卵子相汇处时多数精子已经"累死了"，虽然可能还有存活的精子，但是其他死精子已经占据了"有利地位"，使存活的精子也"无从下手"，大大降低受孕成功概率。更有甚者因情绪可造成早泄、阳痿，甚至不射精。

一般认为精神心理状态异常可导致神经内分泌发生紊乱而干扰睾丸生精功能。有研究发现，学生在期终考试期间精子的运动功能明显低于在考试结束三个月之后的水平，畸形精子的比例增加，这说明心理压力对男性精子的质量有一定的影响，可能因不育造成的精神压力也是精子数量下降的原因之一。精神紧张和心理压力会影响男性生育能力，而生育能力的下降又会增加心理压力，由此引发的恶性循环会加重对男性生殖功能的损害。

 哪些不良生活习惯可以影响生育？

研究表明，一些不良生活习惯也是引起男性不育症的原因，通过直接或间接的方式损害男性生殖系统，对男性生殖健康造成了极大的影响，最终导致男性生育力下降，甚至不育。下面的不良生活习惯就会降低人体的生育能力，甚至导致不育。

（1）熬夜：由于工作生活的压力，大多数人睡眠严重不足，这是影响男性精子活力及功能的因素之一。人的生物钟支配着人的内分泌，有研究表明夜间内分泌更为旺盛，生精也是如此，生精主要在夜间进行，如果夜间得不到正常休息，就使生物钟和内分泌紊乱，生精功能也会紊乱。长期熬夜，就会导致精子的生成障碍，出现精子活力低、活动力差，甚至精子密度降低。

（2）嗜烟和酗酒：研究显示烟叶中的尼古丁等成分，有降低性激素分泌和杀伤精子的作用。据相关研究报告显示，吸烟可能对男性精液量，精子密度，精子活力和精子核完整性产生有害影响，即使是二手烟，也已确认对精液质量有负面影响。值得强调的是，吸烟还是导致男性勃起功能障碍（阳痿）的重要杀手，这也是间接导致不育症的一个重要原因。

研究发现，酒精能导致睾酮降低，升高卵泡刺激素、黄体生成素、雌二醇水平，使精液量、精子数量减少、精子活动力降低等。大量的酒精能影响精子的产生及活动能力，甚至导致死精症等增加男性不育隐患。慢性酒精中毒者中，有70%的精子发育不良或丧失活动能力。

（3）洗澡温度过高、常穿紧身裤：一般情况睾丸内精子的发育必须在35.5~36℃环境中才能正常发育，睾丸要在适宜的温度下才能产生精子，一般低于体温。阴囊是一个体温调节器官，当温度过高时，阴囊松弛，反之则紧缩，以保持适于精子形成的温度。如长时间穿紧身裤，不利于阴囊的体温调节作用，对精子产生不利，故宜穿宽松裤子。洗澡时水温过高，往往暗伏"杀机"。如洗澡时水温过高或桑拿浴（室温可高达70~80℃，比正常浴室温度要高1倍以上）很不利于精子的生长，或造成死精过多而致不育。我国学者邹生浜研究：43℃水浴浸泡睾丸，每天1次，每次30分钟，连续2天，每隔2周重复1遍，共5轮。每周检查精液1次，结果显示从热水浴起，精子密度逐渐下降，不活动精子数目增加，直至第7周下降到20×10^6/毫升，以后一直维持在较低水平。因此年轻人应慎洗桑拿浴，平时，洗澡的水温以34℃左右为宜。

（4）性生活不当：睾丸每天能产生数亿个精子，但必须认识到的是精子生成后，还必须要在附睾里发育成熟，这个时间段一般为两周左右。一次射精后，须5~7天才能恢复原有的精子数量。房事过频导致每次射出的精子数很少，可射出未成熟的精子，导致精子活力下降甚至不育。

（5）经常长途骑自行车：骑自行车时，车座压迫会阴部位，长途骑车，使得该部位充血，可影响睾丸、附睾、前列腺、精囊腺的功能，骑车的颠簸震荡，还会直接损害睾丸的生精功能。

（6）久坐：可以引起精液质量下降影响生育。久坐，会使会阴部和睾丸温度升高，导致精子生成障碍，影响精子密度；还导致精子的成熟度不够，使得精子成活率、活力降低；久坐，使睾丸、附睾和精索长期受挤压，局部血液循环受阻，睾丸组织得不到足够的氧气，同时代谢废物积聚，对精子的生成和储存不利；久坐会挤压前列腺，使其充血，久而久之会导致前列腺炎，影响前列腺的分泌功能，使得前列腺液的理化性质改变，导致精液的液化时间延长甚至不液化。

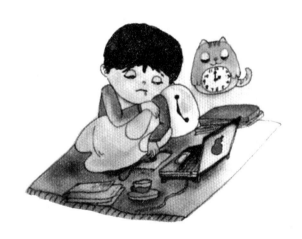

17 哪些不良的饮食习惯与不育有关？

近年来男性精液质量在全球范围呈普遍下降趋势，医学研究认为，除躯体性疾病外，不育症尚与不良生活饮食习惯、职业、环境等因素密切相关，饮食习惯对生育的影响不可忽视。有些男性朋友在不知不觉中吃下很多影响精子质量的食物，导致不育可能。那么，哪些食物会影响男性生育能力呢？

饮酒：白酒的主要成分是乙醇，乙醇可损伤下丘脑-垂体-性腺生殖轴，通过损害睾丸生精上皮和影响性激素的合成两种途径直接和（或）间接地影响精液的质量。且饮酒量越大，饮酒时间越长，对精子的伤害越严重，越可能发生不育。

棉籽油：流行病学调查证实产棉区男性不育症的发病率增高与其食用棉籽油有关。棉籽油中含棉酚，结果表明棉酚能够导致严重少精、无精和畸形精子症等，导致不育。

奶茶：目前市面上的珍珠奶茶多是用奶精、色素、香精和木薯粉（奶茶中的珍珠）及自来水制成。而奶精的主要成分氢化植物油，是一种反式脂肪酸。反式脂肪酸会减少男性性激素的分泌，对精子的活跃性产生负面影响，中断精子在身体内的反应过程。

烧烤油炸食物：烧烤和油炸的淀粉类食物中含有致癌毒物丙烯酰胺，可导致男性少精、弱精。

腌制食品：这类食品内含亚硝酸盐、苯并芘等，对身体很不利。

各种"污染"食品：应尽量选用新鲜天然食品，避免食用含食品添加剂、色素、防腐剂的食品，熟食。水果等要洗净后才食用，以避免农药残留。

　　对于男性不育患者的饮食，应以清淡、营养丰富、含蛋白质较高的食物为主。避免偏食、营养缺乏和营养过剩影响生育能力。日常饮食，可适当多食对男性生殖系统健康有益的食物，比如：鳝鱼、泥鳅、鱿鱼、带鱼、鳗鱼、海参、墨鱼、虾，山药、银杏果、牡蛎、紫菜、芝麻等食物，以及新鲜的蔬菜水果。

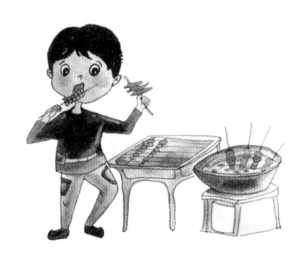

 微量元素会影响生育吗？

　　众所周知微量元素是人体不可缺少的物质，某种微量元素缺乏或过多身体就会出现相应症状，然而在生育方面也是这样吗？

　　人体中的许多必需微量元素与男性不育症有密切关系。目前，经动物实验和临床观察证实，与男性不育症有关的微量元素有锌、硒、铜、铁、锰、铅、镉等。

　　锌是维持机体生长发育的必需微量元素之一。多数学者认为精液中高含量的锌必然会对精子的生成发育和功能起重要作用，锌元素直接参与精子的生成、成熟、激活及获能等过程，并促进精子的活动力，缺锌是导致男性不育症的重要因素之一。

硒是人类胚胎发育所必需的微量元素。硒还影响精子产生和代谢的一系列酶的组成成分，缺硒时精子功能也发生障碍。对患者适当补充硒元素，对调整精子活动的内环境，提高精子质量有一定的作用。

铁与精液中精子密度有明显的关系，精液含铁量高时精子密度高，反之精子密度低。这说明铁可能是精子发育中的一个必需的微量元素。研究表明，铁缺乏可使精子生成减少，因此缺铁也是男性不育症的原因之一。但铁过多对生育也是不利的，可阻碍生精能力，生殖器官发育不良性功能紊乱等。

锰是维持人和动物性功能的必需微量元素。精液质量与锰也有密切关系，缺锰可使精子畸形，临床研究发现，不育男子精液中锰含量减少。锰过低不仅使精子数量减少，而且还影响精子的活力，导致性功能障碍，性欲减退，因此缺锰也是引起男性不育症的原因之一。

铜是人体必需微量元素，在生理情况下对维持每个器官的正常活动有其重要功能。铜对生殖功能具有重要的影响，它能直接影响精子的形成和代谢，还能干扰精子的移动及受精卵着床。铜元素有害于精子，即体内的铜越多，精子的活力越弱，运动速度越缓慢。男性不育症患者精浆中铜含量一般高于正常，可抑制精子的活力，且影响精子的存活率，使受孕能力下降。

铅离子对男性生殖系统具有毒性作用，能引起雄性生殖障碍，其中包括少精症、精子活动不足、精子畸形率增高、睾丸体积减少、生精停滞、生育力降低和性功能减退等。

镉对男性生殖系统的影响主要是引起睾丸内分泌功能下降和精子

生成障碍，影响精子在附睾内成熟，使精子密度下降。同时对精子活动率和存活率起抑制作用。

此外，钼过多可致睾丸萎缩；钴、银则可抑制精子的活动；砷、汞、镍、锂以及铝、钼等均可影响生育功能，氟中毒可引起男性不育症。

男性不育症，如发现与微量元素有关，可按相关微量元素缺乏症治疗。而对生育有不良影响的微量元素，则应尽量避免。

19 睾丸受到撞击，会不会影响生育？

男性的生殖器官受到猛烈撞击时就可能造成睾丸的损伤。在足球赛场上双方激烈争夺足球时，一队员用力踢在了对方队员"裆下"，受伤队员捂住自己的"命根子"倒在地上。这种情况下，男性的睾丸受到猛烈的撞击，就可能使睾丸受到损伤。

睾丸内生精组织与血管之间存在一层屏障，医学上称为血睾屏障，它的作用是防止血液中的有害物质进入睾丸的生精环境内，血液中的营养物质能够通过屏障进入生精环境为精子的生产提供原料，而那些对生精有害的物质则不能进入。另外，精子对人体来说是抗原，精子抗体存在血液中，这个屏障就防止了精子抗原与抗体的结合，保证精子的正常形态功能，就相当于一面防护墙，外面的坏人不能爬进来偷走财宝，抗原就相当于坏人，精子就是财宝。当外伤致血管破裂、组织缺血坏死破坏了这层屏障，暴露的精子表面抗原，在精浆某种免疫抑制因子缺失或正常的主动免疫调节机制失调时，将导致机体免疫系统产生相应的抗体，这时精子抗原与抗体结合，抗精子的抗体作用于精子，引起精子的凝集、制动，精子就成团地结合在一起，变成死精子，这样精液中就没有了存活的精子，最后导致生育功能受影响，甚至导致不育症。

一般情况睾丸不会受到这样的损害，睾丸有自己的自我保护体系，睾丸的外面被一层膜包裹住，称之为白膜，就像给睾丸穿的一层衣服一样紧紧地包裹着。但是如果像前面提到的暴力作用于睾丸时就会造成睾丸内组织结构的破坏。所以在平常的运动中要注意防护自己的"私处"，不要让其受到伤害。

20　医源性不育有哪些？

男性不育除了患者自身的原因造成外，还可能因医疗原因引起，由于医务人员对患者的诊断、治疗、技术操作等诊疗不当导致不育，称为医源性不育。临床上较常见。

（1）药物治疗不当：古语云："水能载舟，亦能覆舟"。药物能够治疗疾病，亦能对机体造成损害。有些药物，如激素、抗肿瘤药物等，其影响生育功能机制：一是直接影响精子的生成或功能而造成不育；二是影响性功能与射精功能而间接影响生育。如环磷酸胺可完全抑制精子发生，氨甲蝶呤可使生殖细胞产生异常染色体。

（2）手术治疗不当：有些手术，如腹股沟疝手术、隐睾手术等，睾丸扭转复位固定术、精索扭转及由于疝修补术等引起的损伤，可影响睾丸的供血，而导致睾丸萎缩，也可能直接影响男性生育力。

21 纵欲与过度手淫和不育症的关系有哪些？

夫妻性生活的次数没有一定的标准，频率要视每个人的具体情况而定。适度而和谐的性生活，能调节夫妻间紧张的情绪，带来愉悦和幸福美满的心境，从而增进夫妻双方的心身健康，起到保健防病的作用。但性生活毕竟要消耗一定的体力和精力。纵欲过度，以致精神萎靡不振、困倦、心悸、头昏眼花、腰腿酸软等，这表明性生活过度，超过身体负荷，还可诱发前列腺炎、阳痿、早泄等，甚至影响生育。

手淫本身不会带来任何损害和不良后果，但是，过度手淫就属于一种心理障碍，并且会严重影响身体健康，一方面使人精神、精力下降；另一方面过频地刺激性器官，可造成前列腺炎，影响精液质量。有的因射精刺激阈升高，以致在正常性生活时不能射精，均可能影响生育。

祖国医学认为，精生于肾，肾是生命之本，精是构成人体一切组织器官的基本物质，是人身的"元气"。古代医学家指出：欲不可纵，纵则精竭；精不可竭，竭则真散。盖精能生气，气能生神。营卫一身，莫大于此。故善养生者必宝其精。精盈则气盛，气盛则神全；神全则身健，身健则病少。神气坚强，老而益壮，皆本乎精也。中医认为，有精则有神，不易得病；过度的手淫和纵欲就容易造成"肾虚"问题，正如祖国医学中所说的"淫声美色，破骨之斧锯也"。所以在中医看来，由过度的纵欲耗精损精而"肾虚"也是造成不育症的原因之一。

女方习惯性流产与男方有关系吗?

　　习惯性流产在医学上称为反复自然流产,指连续两次以上在同一妊娠期内发生胚胎停育或死胎的现象,属不孕症范畴,是许多妊娠疾病的共同结局,发病率为总妊娠的1%,但近年来有上升趋势。那么作为女方另一半的男性,在习惯性流产这个问题上会不会也有部分责任呢?也就是说男性因素会不会引起习惯性流产呢?研究发现,夫妻间血型不合会引起流产,如果丈夫血型为A、B或AB型,其妻子为O型又有流产史者,再怀孕时就容易引起流产、死胎,这是因为其妻子体内有抗A、抗B或抗AB抗体,引起ABO血型不合。另外,男性染色体、基因异常也会引起流产,像染色体易位、倒位,某些基因缺失等会导致精子携带的遗传物质不良,从而与卵子结合后影响胚胎的发育过程,引起后期胚胎停止发育。男性生殖道病原体感染也可能为流产的原因,支原体、衣原体在男性尿道的寄生,以及其他病原菌会随着精液一起排进女方体内,影响精子活力、精卵结合过程、胚胎发育,从而发生胚胎停育、死胎的现象。习惯性流产看似发生在女方的身上,但其实不一定是女方的责任。发生习惯性流产时夫妻双方都应该去检查,看看男性是不是在其中也起了一定的负面作用。

 阳痿会导致不育吗?

　　阳痿,又称勃起功能障碍,是指在有性欲要求时,阴茎不能勃起或勃起不坚，或者虽然有勃起且有一定程度的硬度，但不能保持足够的性交时间，因而妨碍性交或不能完成性交。有些未生育的阳痿患者常担心阳痿会导致不育，那么，阳痿是否会导致不育呢？

正常男性想要生育的话必须具备三个最基本的条件：正常的生精功能、良好的生精环境、通畅有效的输精管道，其中任何一个环节出现问题都将可能导致男性不育症。

患有阳痿的人，精液和精子可能是正常的，阳痿是否会导致不育，需要根据阳痿的严重程度来判断。轻度或功能性的阳痿，勃起的硬度或者维持勃起的能力下降，但一般情况下能将阴茎插入阴道，完成性交，使精子和卵子受精，就能达到生育目的。

但是重度阳痿患者，即使精液质量是正常的，但因阴茎不能勃起和插入阴道完成性交，不能将精液射入到配偶的阴道内，使卵子受精，导致不育。

阳痿不一定会导致男性不育，但是严重的阳痿是会影响到生育的，因此男性朋友对阳痿一定要引起重视，应早期就诊，不要让阳痿成为不孕不育的原因。

早泄会导致不育吗？

早泄是指男性在性交时失去控制射精的能力，阴茎在插入阴道前或刚插入后即射精或女性在性交中到达性高潮的频度不足50%。早泄是最常见的射精障碍，青年男性发病率较高，有些人担心得了早泄会造成不育症，这取决于早泄的程度，需要具体情况具体分析。

早泄发生的原因，目前还不是很清楚。由于射精是受大脑中枢调节的一种反射，所以问题多半出在神经中枢，可以是中枢兴奋性过高，射精中枢太敏感，也可以是上级射精中枢抑制过程的减弱，而骶脊髓内射精中枢的兴奋性过高。在没有性交时，只要这些中枢兴奋抑制不平衡或受到过度刺激时，就可以射精。除了神经反射外，内分泌的调节、心理因素的影响也是重要的。

健康男性一般在性交2~6分钟发生射精，有些人甚至更短些。浙江医科大学调查2709人次发现，性交持续5~10分钟为多，短者仅1~2分钟，长者竟达50~60分钟，个体差异很大。同一个人在不同时间和环境也可以有很大变化。早泄的实质是过快射精发生在男性的愿望之前，他们在性活动中经常缺乏对射精和性高潮的合理而随意的控制力，使男性在性反应周期中迅速由兴奋期进入了高潮期，而几乎没有体会到性生活带来的快感。

早泄是射精过快，发生在阴道内的射精，即使时间不足2分钟，只要精子质量正常，一般是不会影响生育的，但是如果发生严重的早泄，如"见花泄"，每次男性生殖器还没有接触到女性阴道就发生射精，不能将精液射入女方阴道中，精子根本无机会进入宫颈口、子宫、输卵管，这样当然不会怀孕了。这类患者的射精反应过度敏感，一有性活动或性刺激就会发生射精情况。对那些长期射精过快但未能怀孕的夫妇，建议去正规医院就诊，寻找其他可能引起不孕的原因，以便及时获得正确的治疗。

由于环境的不同或者心境的不同，偶尔一两次提前射精，是很正常的。尤其是新婚或者久别重逢，会导致情绪激动等引起提前射精的因素。这种情况男性不要背上沉重的思想负担。

患前列腺炎会导致不育吗？

前列腺是男性独有的、最大的附属性腺。它位于人体下腹部膀胱的下面，包绕后尿道。它的主要功能是分泌前列腺液。前列腺液呈灰白色，约占精液总量的1/3，偏碱性，含有多种蛋白水解酶和微量元素。它可以中和阴道内的酸性分泌物，促进精液液化，有利于精子与卵子的结合。

前列腺炎是泌尿男科的常见病、多发病，约50%的男性一生中会有前列腺炎的症状，其发病年龄为20~50岁，临床表现多样，主要以排尿不适、疼痛、性功能障碍、精神心理症状及继发的其他病变为表现。前列腺炎和不育症均是泌尿男科的常见病、多发病，且在中青年男性人群中常见，严重影响男性身心健康和生活质量，同时也对家庭、社会造成诸多不良影响。

前列腺为精子提供生存的环境和必要的营养。前列腺炎不但会影响自身的生理功能，从而影响精子的质量，又可引发男性不育。特别是慢性前列腺炎反复发作，病程较长，久治不愈，可出现生理功能减退，如阳痿、早泄等，甚至还影响精液的质量；由于前列腺的炎性改变，前列腺功能受损，以及病菌和毒素的作用，会使精液的成分和理化性质改变，锌浓度降低，从而引起精子活动力下降，精子死亡数增加，精液不液化等，导致男性不育。

需要指出的是前列腺炎可以影响精子质量，但是并不一定会导致生育能力的下降，只有部分患者可能因为前列腺炎引起不育。前列腺在位置上与附睾、精囊等男性生殖系统的重要器官、组织邻近。因此，慢性前列腺炎常与附睾炎、精囊炎等疾病合并出现。这些疾病都可能通过各种因素引起生育力下降，所以，前列腺炎患者应及时治疗，以免其本身及并发的疾病而引起不育。

 睾丸异常会导致不育吗？

　　睾丸是男性重要的性腺器官，其功能是产生精子，睾丸分泌雄性激素，以促进精子的发生及男性附性器官和副性征的发育。因此睾丸生理形态是否正常、功能是否健全不仅影响到男性的性生活，还可能会造成不育。病情也因人而异，因为异常的程度不一样，所造成的伤害也会有差别。应尽快到医院完善相关的检查，并进行相关治疗。常见的睾丸异常有以下方面：

　　位置异常：是指男性的睾丸出现在了异常的位置，如并睾症，即两侧睾丸在腹腔内或阴囊内融合为一体，这种情况在临床上往往会被误认为是隐睾或单睾症，同时可伴有其他严重的先天性畸形；隐睾症，是指睾丸未能按正常发育下降到阴囊，主要体现为睾丸停留在腰部、腹部、腹股沟管或其他任何不正常的部位。

　　数量异常：就是在睾丸的数量上出现了异常，一般来说无睾症和多睾症很少见。单睾症相对较多，是指单侧睾丸先天性缺如，一侧阴囊内睾丸缺如，另一侧睾丸尚存在。一般情况下阴茎及第二性征发育正常。检查的目的是为了找出可能存在于腹腔内的隐睾，以防癌变。

　　大小异常：这种情况一般表现为睾丸先天性发育不良、睾丸萎缩。多数原因在于胚胎时期血液供应发生障碍或者精索发生了扭转、垂体功能减退等所致。

其他异常，如睾丸肿瘤、炎症、创伤及扭转等情况，均可导致睾丸功能受损，可影响生育。

 患过性病，会引起不育吗？

性病即性传播性疾病，主要是在性交过程中由病原体引起传播的疾病。性病已成为当今世界上一个严重的问题。人类生育年龄大都是20~35 岁，在这个阶段性发育成熟，性功能最活跃，性传播疾病也最易发生。性病不仅会传染性伴侣，还会因尿道、前列腺、附睾、精囊腺等部位的感染影响精子质量，或者附睾的炎症阻塞不通，从而导致不育。因此及时正规治疗性病，尽量减轻性病对生育的影响极为重要，以下是引起不育的常见性病：

淋病：感染淋球菌，可引起尿道炎症，还可进一步导致生殖器官和生殖道炎症病变，如淋病引起的睾丸炎、附睾炎、精囊腺炎、输精管炎、前列腺炎等均可继发不育症。

梅毒：男性梅毒患者可引起输精管和精囊腺硬化，从而导致不育症。

非淋菌性尿道炎：非淋菌性尿道炎的支原体、衣原体可能侵犯前列腺和附睾，导致前列腺炎和附睾炎，从而使其功能减退而引起不育；而且支原体、衣原体还可吸附于精子上，导致精子的活动力下降。支原体是泌尿生殖道感染的常见病原体之一，除生殖道炎症以外，是否可以引起生育问题仍存在争议，解脲支原体感染时，附睾液中常有高滴度的精子凝集素，精子可以吸附绝大部分存在于精浆中的抗精子抗体；但只有当这种抗体包裹全部精子时，在不育症的产生中才具有重要的作用。

尖锐湿疣：由于病毒感染的持续存在，阴道受到不断的恶性刺激和严重感染，原本洁净的阴道内环境处于病毒（有时还会合并细菌感染）感染之中，酸碱度改变，不再是一个适合精子暂时存在的场所，精子活力大大减弱，不能完成精卵细胞结合。

生殖器疱疹：由疱疹病毒感染所致，在人精液中已发现疱疹病毒的存在，尽管比例很低，但和精子计数及活动力降低有明显关系，男性生殖器疱疹感染可导致精液质量下降，精液中疱疹阳性的不育患者抗病毒治疗后能成功怀孕，因此，这可能是部分男性不育的原因。

急性睾丸炎对生育能力会带来多大的危害呢？

急性睾丸炎是指各种致病因素导致男性睾丸单侧或者双侧同时发生肿大、疼痛、阴囊红肿为主要症状的急性炎症，由于睾丸的血流丰富，对感染有较强的抵抗力，单纯的睾丸细菌感染较少，通常与急性附睾炎合并发生，不及时治疗，可影响生育。而急性腮腺炎引起睾丸炎对生育的影响较大，急性腮腺炎感染时，由于腮腺炎病毒与睾丸组织的特异性亲和力，会通过血液循环到达睾丸而引起腮腺炎病毒型睾丸炎；机体抵抗力下降时，细菌及其他病原体容易通过血液或者生殖道到达睾丸进而引发急性睾丸炎症。那么，得了急性睾丸炎之后是否会影响男性的生育能力呢？通常情况下，睾丸炎症会引起曲细精管（睾丸内精子合成的场所）充血、水肿，导致整个睾丸肿大，如果水肿过于严重，会使曲细精管缺血、缺氧，时间长了，在曲细精管上的生精细胞得不到足够的营养和氧气供应便会发生坏死、脱落，而生精细胞是精子生产的种子，种子如果脱落的多了，那势必会影响最后精子生成的数量和质量。因此，如果急性睾丸炎在睾丸肿大早期便进行了及时有效的治疗，由于生精细胞还未大量坏死脱落，生精功能不会受到很大的影响，但如果未进行有效的控制，炎症继续发展，睾丸肿大加重，生精细胞大量坏死，甚至全部脱落，那么就会损伤睾丸的生精功能，生育能力大大的受到影响，以致不育症的发生。另外，单侧的睾丸炎由于对侧睾丸功能基本还正常，对生育能力的影响较小，而双侧睾丸炎就要提高警惕了。

29 附睾炎是怎样引起不育的？

在男性生殖系统感染中，附睾炎是常见疾病，为附睾受到细菌等致病菌攻击而发生的炎症，以附睾、阴囊疼痛为主要表现。多见于中青年，常与睾丸炎同时存在，称为附睾睾丸炎。依据发病的情况，分急性附睾炎和慢性附睾炎两类。急性附睾炎起病急，常因感染细菌及衣原体等引起，慢性附睾炎较急性者多见。部分患者在急性期未彻底治愈而转为慢性；也有很多患者并无急性发作病史而出现慢性附睾炎，很多人却不清楚附睾炎究竟会给自己造成怎样的伤害，尤其是否会危害生育？

附睾一般被喻为精子养母，其对精子具有至关重要的"养育之恩"。附睾是精子成熟以及贮存的场所，并且精子成熟、获能等多方面的生理功能都离不开附睾的作用。

一旦附睾发生炎症改变，就会影响附睾功能，可能影响生育。大多数情况是一侧，两侧都发炎对生育的影响更大，慢性附睾炎的附睾管闭塞，造成梗阻性无精子症而不育。附睾炎对生育的影响主要存在下述三方面：

降低精子活力：附睾被病原体感染后，有的病原体（如大肠杆菌）可直接对附睾管中的精子造成损害，抑制精子的活动度或使精子发生凝集，以降低其活动能力；有的病原体（如支原体、衣原体）吸附在精子表面，使其活动力降低甚至丧失。炎症反应产生的大量代谢产物，也会毒害精子，或改变精子的生存环境，使精子活动力下降、死精子增多，造成畸形精子率上升，精子数量减少等。

阻碍精子通行：附睾炎还会导致附睾管腔缩小甚至是堵塞，直接造成附睾尾部与输精管连接处不完全或是完全梗阻。一方面是直接堵住了精子的出路，另一方面堵在里面长期受到炎症的刺激和慢性"杀戮"，自然精子的质量会受到较大影响。这是一种难以逆转的附睾炎后遗症，精子被堵截在附睾管内，只能慢慢困死或任由宰杀，从而造成梗阻性少精症或无精子症。

阻断精力移动：附睾炎还可导致抗精子抗体的产生，抗精子抗体形成后，混在精液中，紧追精子不放，或将精子团团围住，或干脆牢牢吸附在精子表面，使精子无处躲藏。这样一来，精子的活动能力显著下降，或数个、数十个地凝集成团，使精子的前向运动能力降低。同时，抗体也可进入血液循环，对生殖器官的功能产生更大范围的不良影响。

所以，一旦出现附睾肿痛、发炎症状时，应尽快及时到医院进行检查，以便及时采取治疗措施，避免不良后果的发生。

精索静脉曲张会影响生育吗？

阴囊内精索静脉因血流淤积而引起精索蔓状静脉丛伸长、扩张、迂曲称之为精索静脉曲张。精索静脉曲张症是泌尿外科、男科的常见病。男性人群中有10%~15%患精索静脉曲张，多见于20~30岁的青年男子。精索静脉曲张症状表现为站立时阴囊胀大，有沉重感及坠胀感，可向下腹部或腹股沟放射，站立行走时加重，平卧休息后减轻。部分精索静脉曲张患者及特发性无精症患者阴囊温度升高。临床症状和静脉曲张程度可不一致，有的病例伴失眠、食欲减退、头晕等神经衰弱症状。

目前，已证实精索静脉曲张可以影响睾丸的生精功能，导致精液异常，造成不育。而经过手术治疗后，有部分人能恢复生育能力。而男性不育症者中1/3有精索静脉曲张。

精索静脉曲张影响睾丸的血液循环，使睾丸长期处于较高的温度之中而影响生精功能，并可引起睾丸萎缩，影响精子的正常生长，精液检查可见精子数目减少、活动度减低、形态不成熟。

当患有精索静脉曲张时，要尽早治疗，不要等待殃及池鱼时才后悔莫及。精索静脉曲张伴有不育或精液异常经保守治疗无效者均为手术治疗指征。

31 精囊炎会影响生育吗？

精囊炎是男性生殖系统常见的感染性疾病之一。临床可分为急性与慢性两类，并常与前列腺炎同时发生。其主要临床特征是"血精"，即精液里含有血液。精囊腺在解剖上紧邻前列腺、输精管、尿道、膀胱等，因此精囊炎往往继发于尿道生殖系统其他器官感染。单纯精囊炎较少见，慢性精囊炎常与慢性前列腺炎并发，并以血精为主，如果出血量较多，精液呈粉红色、红色或带有血块。肉眼能察觉颜色异常的叫肉眼血精，但大多数情况肉眼看不出异常，借助显微镜检查，在精液可发现少量的红细胞，为镜下血精。有的患者还可出现性交疼痛，可伴有下腹疼痛，并牵涉到会阴和两侧腹股沟，部分患者还可伴有尿频、尿急，并伴排尿不适、尿道有灼热感。由于恐惧、紧张等原因可出现性欲减退、早泄、阳痿等症状。精液细菌培养为阳性。精液分析显示红细胞及白细胞计数明显增高，B超示精囊边界模糊不清，内部回声不均匀，呈炎性改变。

病原体的感染以及易感因素是诱发精囊炎的重要原因。最常见的感染途径是病原体从尿道口侵入，经尿道逆行进入精囊、前列腺、膀胱等感染的细菌侵犯邻近的精囊。

发生炎症后，若引流不畅，细菌侵入后易留祸根，给治疗带来一定难度，治疗不及时或不彻底易反复发作。精囊的慢性炎症可引起不育，精液中60%为精囊分泌物，其中果糖可以被精子利用作为动力来源；精囊发炎时这些分泌物减少，精液量减少，可以影响精子的活力，引起不育。

32 不射精是怎样引起不育的？

不射精（AE）是引起男性不育的原因之一，是指男子在性交过程中，阴茎勃起良好，能插入阴道，能在阴道内维持勃起及性交一段时间，甚至很长时间，但无性高潮出现且不能射精者。大多数可有遗精，部分人在手淫的状态下可以射精。本病主要见于青壮年，多数患者以男性不育症前来就诊。

根据患者平时有无遗精和（或）通过手淫刺激能否射精可将 AE 分为功能性不射精和器质性不射精。

功能性不射精占 90%，分为原发性和继发性两种，前者是指在清醒状态下从未有过射精；后者是指曾有过射精，后因各种原因导致不射精。继发性不射精的主要原因：①精神因素为常见原因，如对配偶不满意、思想压力大、夫妻关系不协调、性欲减退、性生活环境不佳等，导致对性生活采取克制态度，长期抑制形成不射精条件反射；②性无知，夫妻双方完全缺乏性知识，甚至对性有恐惧心理，如女方害怕妊娠或疼痛而限制男方大幅度、快速地抽动，导致男方不能达到射精的阈值，或有的男性受传统的性观念"惜精如命"等错误认识影响，潜意识中有抑制射精倾向的行为，导致不射精；③性疲劳，性交过频容易造成脊髓射精中枢功能紊乱，引发不射精。此外，长期手淫者由于使射精中枢习惯于手淫的强烈刺激，性交时反而达不到射精阈值；另一方面，手淫者通常有负罪感和羞耻感，也对射精起抑制作用。

器质性不射精，占 AE 的 10%，主要原因有：①大脑侧叶病变，性欲虽正常，但性交不能射精；②脊髓损伤；③胸腰交感神经切除术、腹膜后淋巴结清扫术都能损伤神经，引起不射精；④局部病变如膀胱颈松弛、精阜肥大、阴茎外伤、硬结、瘢痕、纤维化、严重尿道下裂；⑤垂体功能低下、甲亢、肢端肥大症等也可引起射精障碍；⑥长期应用某些抗高血压药、服用过量镇静安定药物或 α-肾上腺素能受体阻滞剂等。

临床治疗 AE 主要分为心理治疗及性教育治疗、性行为治疗、药物治疗、振动刺激诱发射精、电刺激诱发射精以及中医治疗等方法，但对于有明确病因引起的 AE 患者，应针对病因，及时的治疗原发病。

33 逆行射精与不育的关系是怎样的呢？

逆行射精也是导致不育的原因之一，逆行射精是指在性交过程中，射精时有性高潮，也有射精感觉，但精液未从尿道排出体外，而从后尿道逆流进入膀胱的一种病症。就是说精液全部或大部分自后尿道逆流入膀胱，不从尿道口射出，但患者仍有射精感觉及性高潮。该病从临床症状上看与不射精十分相近，根据是否有性高潮的体验，就能初步判断该患者是不射精还是逆行射精。

由于逆行射精的男士，同样也有射精的欣快感，所以当事人不一定会察觉到射精异常，往往是妻子发生疑问后才发现病情或者是由于妻子长期不受孕，经医院对男士进行检查才知道。逆行射精一般不影响夫妻的性生活，但可以造成不育，且就诊的主要原因是不生育。

大多数患者有泌尿生殖器病史、糖尿病史、外伤史、泌尿生殖器手术史或服用 α-肾上腺素能受体阻滞剂药物史。不同的患者对性心理影响差别较大，一些患者有潜在的病理改变，即可在逆行射精的同时出现勃起功能障碍。但是大多数患者阴茎勃起的功能是正常的，性欲也不受影响，对生育极为重视者，可出现性冷淡和阳痿等。

根据逆行射精患者不同的病因，可采用药物治疗或针对病因的手术治疗，以恢复顺行射精使其配偶自然受孕。逆行射精引起的不育应首先明确诊断方可选择有效的治疗方法。药物引起的逆行射精，在病情允许下可更换其他药物或停用，如不能，则行辅助生殖；对于膀胱颈和尿道解剖功能改变造成的逆行射精，应采取手术治疗，但畏惧手术者，可直接采用收集精子行辅助生殖；糖尿病（首先应控制糖尿病）、神经损伤或特发性逆行射精者，应先采用中西药物治疗，如失败可行辅助生殖技术。

第三篇　有关男性不育症的检查

34 男性不育症要做哪些检查呢？

影响男性生育的病因大多是精液精子无法达到正常生育指标，但影响精液精子质量的原因却有很多，要想发现这些原因需要通过一系列的检查项目来精确查找。但是，男性不育究竟要做哪些检查？

（1）体格检查：检查全身及生殖器官方面，特别要注意发育、营养以及精神状况方面的检查，最重要的是阴茎、附睾、睾丸、精索的检查。

（2）精液检查：是男性不育症诊断与治疗主要的检查项目，是评价男子生育力的重要依据。精液的检查包括精液外观、精液酸碱度、精液气味、精液的凝固与液化、精液量的检查。精子检查通常包括：精子形态检查、畸形精子率检查、精子存活率、精子数量和密度检查、精子顶体酶测定、精子免疫组织化学分析，必要时还要做精子功能分析。精浆生化检查：对精浆的化学成分分析有助于对附睾、前列腺、精囊腺功能的了解。

（3）精液微生物学检查：精液的微生物学检查主要内容有细菌检查、病毒检测、衣原体、支原体检测等。

（4）前列腺液检查：前列腺分泌液是精液的组成部分，但有时需要单独分析前列腺液，一般包括外观检查、显微镜检查、生化分析等。

（5）多普勒超声检查：了解男性睾丸、附睾、精索等生殖器官发育有无异常、畸形、血管情况，有助于确认附睾、睾丸的病变，有无精索静脉曲张等，对人体无创伤。

（6）睾丸组织活检：对精液检查为无精子患者，睾丸体积小于12毫升且能确定睾丸原发性萎缩者可做此项检查。对中度少精症的患者，经一段时间的治疗后精子质量不能提高的患者，也可考虑做睾丸活检。目的是了解睾丸有无生精的功能。

（7）遗传学检查：男性相关染色体及基因的正常是维持正常生殖功能的基础，染色体及基因的异常可导致性分化异常和（或）精子生成障碍，从而严重影响生殖功能，可能会导致男性不育。因此，对身体有其他遗传缺陷、无精症和严重少精症、有遗传病家族史、习惯性流产夫妻做染色体及基因检查，有着十分重要的意义。

（8）免疫学检查：人类精液含有大量的抗原成分，包括精浆抗原、精子抗原和精浆与精子共有抗原，此外还存在血型抗原，成分复杂，较强的抗原能引起自身、同种或生殖道局部的免疫反应，诱发特异性抗体产生。通过精子凝集试验或制动试验检测血清或精浆中的精子凝集抗体或制动抗体。

（9）内分泌学检查：主要检测睾丸的雄性激素（主要是游离睾酮）的分泌状况，临床证明，内分泌异常也是男性不育的常见原因之一。内分泌学检查还包括促卵泡激素（FSH）检查、促黄体生成素（LH）检测、雌二醇（E_2）检测等。

（10）X线检查：为确定输精管道的梗阻部位，可采用输精管、附睾、精囊或尿道造影等，高泌乳素血症者摄蝶鞍X线断层片检查以确定有无垂体腺瘤。

以上检查一定要在医师指导下有针对性地选择，以免加重患者的经济负担和造成不必要的身心伤害。

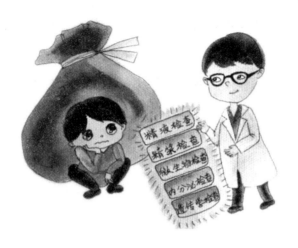

 如何看懂精液分析报告单?

精液常规分析是评价男性生育能力最基本也是最主要方法。精液指标异常是男性生育能力下降的主要表现。因此,在诊治男性不育的过程中,精液常规检查是不可或缺的内容,目前测定精液分析普遍采用计算机辅助精液分析法,分析指标包括精液量、精液外观、液化时间、pH 值、黏稠度、精子密度、活力与活动率、存活率及形态学分析等。那么如何从精液分析报告单中获得最大的信息量,如何才能轻松看懂精液报告单呢?下面我们就以世界卫生组织(WHO)第五版《人类精液检查与处理实验室手册》来说说这些指标。

(1)精液量:就是一次射精的精液总量,代表附属性腺的分泌功能,正常人的每次射精量约 2~6 毫升,1.5~2 毫升为可疑异常,少于 1.5 毫升或大于 7 毫升的均考虑病理性异常。

(2)精液外观:正常精液呈乳白色、灰白色或者淡黄色,如出现淡红色或者鲜红色则为血精。

（3）液化时间：正常精液刚排出体外时呈凝固状态，大多数在15~20分钟内开始液化，如果60分钟内精液还未液化，则为精液液化异常，容易影响精子活动情况，液化异常通常认为是前列腺炎症所引起。

（4）pH值：代表精液的酸碱度，正常pH为7.2~8.0，随着时间的延长而上升。当附睾、精囊或前列腺有急性炎症时，pH大于8.0；而在慢性感染性疾病时，pH值可以是7.2或低于7.2。

（5）黏稠度：精液有一定的黏稠拉丝度，但黏稠度过高会影响精子的活动情况。

（6）精子密度、精子总数：指每毫升精液中的精子数目和一次射精总的精子数，正常浓度应≥$15×10^6$个/毫升，精子总数应每毫升≥$39×10^6$个，未达标者称为少精子症。

（7）精子活动力：精子根据其运动情况可分为前向运动精子、非前向运动精子和不动精子，只有前向运动精子才具有致孕的可能性，因此前向运动精子数应≥32%，否则则为弱精子症。

（8）精子存活率：指存活的精子百分率，通过严格的染色后进行检测，存活的精子数应≥58%，存活精子数过少，则为死精子症。

（9）精子形态：男性精液中的精子大部分形态都不好，有些头部畸形，有些尾部有缺陷，但正常形态精子数不能低于4%，不然就会影响受精能力。

（10）圆形细胞：指精液中的白细胞、脱落的上皮细胞和生精细胞等非精子细胞，应≤$5×10^6$个/毫升。

以上这些是精液常规分析中的常见指标，当然，不同医院、不同实验室的软硬件、检查方法等会有不同，因此在判断每份化验报告时，要以该实验室推荐的标准为准。还有一些指标涉及精子的功能性检查，应详细询问主诊医生。另外，生育过程非常复杂，精液分析不是生育能力的定论，精液指标正常的男子未必能生育，不正常的男子也未必绝对不能生育。

 做精液检查有什么需要注意的？

精液由精子和精浆组成。精子是男性的生殖细胞，是由睾丸生精细胞分化衍生而来，在附睾内成熟，由输精管输出。精浆是男性附属性腺分泌物的混合液，有输送精子、提供精子营养、激发精子活力等作用。在排精过程中，精子和精浆混合组成精液。对精液进行分析可以直接、客观地评估男性的生育能力、查找男性不育的原因，以及在男性进行生殖调节期间和之后监测精子的发生状态。精液常规分析是评价男性生育能力的主要方法。检查时应该注意以下事项。

（1）精液检查时需要受检者自己采集精液，是否正确采集精液标本影响到检查结果的准确性。在精液采集时要求受检者禁欲3～7天，如动态观察，每次采集前禁欲时间应相同，两次采集的间隔应在7～21天之间。且无其他疾病及用药，另外注意不要熬夜、饮酒等，以免影响精子质量。

（2）采精时间以晨起为佳。采精前用温水将双手、阴部，尤其是龟头清洗干净。一般用手淫的方法采集精液，将精液全部收集在干净的容器内，保存于接近体温的环境下（如贴身内衣下）尽快送到实验室检查，最迟不能超过1小时。精液必须完整收集，不得丢失，以免影响检查结果。容器应清洁、无菌、干燥，瓶子不应过大，但瓶口不应过小，以免将精液射出瓶外。

（3）不能使用避孕套保存，因避孕套内含有杀精子物质，可导致精子死亡。

（4）找不到精子必须离心后检验，依然找不到精子，方可报告无精。经三次取样化验，仍然找不到精子方可确认为无精子症。

37 为什么要做内分泌系统的检查？

男性生殖是受下丘脑-垂体-睾丸-附属性腺来协同调控和维持的，内分泌激素水平紊乱对精子生成造成的障碍已被世界公认，内分泌异常是导致男性不育的重要原因之一，为了明确不育的病因，如果考虑不育与内分泌疾病有关，就需要抽血做性激素水平等内分泌的检查。男性不育有关的内分泌疾病主要有以下几种：

（1）睾丸内分泌异常的病变：睾丸原发性功能低下，常见的有睾丸萎缩、隐睾、放射性损伤、克式综合征、营养不良、细胞毒素损害等；继发性睾丸功能低下，如精索静脉曲张、雄激素受体缺乏所表现的男性假两性畸形等。

（2）肾上腺疾病：库欣综合征、艾迪生病、女性化肾上腺皮质肿瘤、醛固酮增多症、先天性肾上腺增生症等疾病，均可造成男性不育。

（3）甲状腺疾病：严重的甲状腺功能亢进或甲状腺功能低下，均可影响生殖功能。在男性生殖系统方面主要是出现睾丸生精功能障碍，精液中精子数量减少，精子活力减低，并出现性欲减退，部分病例同时伴有男子乳房发育等病症。

（4）垂体病变：垂体的功能亢进，可能会导致早期性欲增加、体型改变等表现，继而会发生性欲减退、精液异常而导致不育。垂体功能低下，也会引起性欲和性交能力降低，睾丸萎缩，导致睾丸内分泌功能不足，精子减少，甚至死精、无精，从而引起不育。另外，垂体分泌过多的催乳素引起高催乳素血症，也会引起其他类型激素分泌紊乱而影响睾丸功能。

（5）下丘脑病变：低促性腺激素型性腺功能减退症是下丘脑促性腺激素释放激素（GnRH）缺乏引起的性腺发育不全，可伴有嗅觉缺失或减退（又称 Kallmann 综合征）。由于 GnRH 缺乏，垂体分泌激素减少，对睾丸生精功能和睾酮合成功能都会产生影响。

（6）糖尿病：血糖是生精上皮的主要能源，糖尿病患者由于葡萄糖的利用障碍会导致性功能及生精过程的明显减退。1 型糖尿病患者，生精上皮发生退行性变，精子数减少，死精子增多，并可有明显阳痿。2 型糖尿病症状较轻，且 2 型糖尿病发生于年龄较大的人，因而对生育影响较小。

以上由内分泌性疾病引起的不育患者，可通过血糖、甲状腺激素水平、血清促卵泡激素（FSH）、促黄体生成素（LH）、睾酮（T）、泌乳素（PRL）等内分泌激素水平检查来诊断，然后在医生指导下及时、正规治疗。

什么情况下要做染色体检查？

染色体异常是导致男性不育的主要原因之一。国外资料显示：正常群体的染色体异常检出率为 0.5%，而在男性不育患者中，大约 6% 的患者存在染色体核型异常，无精子症患者异常核型发生率为 10% ~ 15%，少精子症为 4% ~ 5%。

染色体是遗传物质——基因的载体，它们决定着生物体的性状，直接或间接地控制着生物体所有的生命活动。染色体异常是一类包括染色体数目和（或）结构异常引起的遗传性疾病。染色体的数目和结构异常或发生改变将会导致基因的缺失、增加及基因位置的改变，从而使人体相应的结构和功能改变，引起一系列生理或发育异常，某些改变可影响生育功能，如男性可发生无精子症，少、弱精子症等，女性可发生原发闭经、原发不孕、反复自然流产等，甚至引起死胎、畸胎、胎儿智障等。

因染色体异常引起男性不育的常见疾病有：克氏综合征、家族性真两性畸形、先天性无睾丸症、隐睾症、家族性不完全男性假两性畸形、输精管不发育和精囊缺如、严重少精子症、无精子症、畸形精子症等。其中，克氏综合征是男性不育最常见的染色体异常，核型表现为47，XXY。由于 X 染色体的增多影响睾丸发育，患者临床表现上以先天性睾丸发育不良、无精为主，所以又名小睾丸症。其发病率随双亲年龄的增加而升高，产生的主要原因是由于患者双亲之一的生殖细胞在形成过程中发生了性染色体不分离。

体检过程中发现生殖器官发育不良，出现两性畸形的，阴囊内未查见睾丸的，睾丸位置在腹股沟或者 B 超、CT 发现睾丸位于腹腔的隐睾患者，均应检查染色体是否异常。

无精子症患者如果体检发现输精管缺如，或者伴随精液量非常少的情况，很可能是输精管先天性发育不良或者精囊腺缺如，也属于先天性发育疾病，应该检查染色体情况。

严重的少精子症、畸形精子症、无精子症还会出现在男性 Y 染色体 AZF 基因（又称无精子症基因）微缺失的情况下，因此这类患者需要检查染色体以及 Y 染色体 AZF 基因的缺失情况。

如果确诊是染色体异常引起的，普通药物的治疗效果就非常不尽人意。

了解不孕不育患者染色体异常情况，对优生优育工作有重要的价值，同时能为不育夫妇的诊断和治疗提供指导性依据。因此，如果男性出现发育异常、严重少精、畸形精子症或者无精子症，妻子出现孕早期胚胎停育、习惯性流产，都应考虑是否染色体出现问题，男方多次精液常规检查密度都小于 10×10^6 个/毫升；有两次（包括两次）以上自然流产的病史的，特别是早期流产（怀孕 3 个月之内），流产中大约有 50% 可能存在染色体异常。建议患者考虑进行外周血淋巴细胞染色体检查，以尽早确定病因，避免过多不必要的检查和治疗。

 男子不育症，有必要检查前列腺液吗？

慢性前列腺炎和不育症都是男科常见病、多发病，严重影响着患者的生活质量和生殖健康。有研究表明，慢性前列腺炎对男性的生殖能力具有一定影响。

慢性前列腺炎多为病原体感染引发，其中，革兰阴性菌是较为常见的细菌之一，支原体感染也较多，致病原作用于机体后会大幅降低精子的活动力和精子数量，使精子发生畸形改变等。大量的白细胞也可通过蛋白酶、活性氧族、细胞因子介导等损失精子，同时生殖道的感染也会增强精子抗体的生成。当患者前列腺发生炎症后，多数情况下精浆的分泌量会有所减少，使得精子密度减少。慢性前列腺炎的作用时间较长，使得酶活性大幅下降，相对增加了凝固因子，使得精液不易发生液化，同时增加了精液的黏稠度，限制了精子的活动。慢性前列腺炎还会降低体内的锌、柠檬酸等微量元素的浓度，使得精子的代谢和运动受到限制，进而影响精子的活动能力和质量。

正常前列腺液是一种乳白色浆液性液体，每日正常分泌量约为

0.5~2.0毫升，内包含卵磷脂小体和少许白细胞。显微镜下每高倍视野白细胞数在10个以内，卵磷脂小体满视野（或+++以上）为正常。

前列腺液报告单一般有以下几部分组成：

pH值：正常前列腺液呈酸性，pH值为6.2~6.5。前列腺炎时pH值可增高。

外观：正常前列腺液稀薄呈淡乳白色，有蛋白光泽，而炎症严重时分泌物浓厚，色泽变黄或呈淡红色，混浊并有黏丝。

卵磷脂小体：正常前列腺液中卵磷脂小体几乎布满视野，检查单上标为（+++）~（++++）。发生前列腺炎时卵磷脂小体减少，只有少许或（+）~（++），并有聚集成堆的倾向。

红细胞：正常前列腺液中无或很少有红细胞，即每高倍视野内不超过10个。但按摩手法过重也可人为的引起出血，此时镜检可见多数红细胞，前列腺炎时每高倍视野内可超过10个。

白细胞：正常前列腺液内每高倍视野内白细胞不超过10个。发生前列腺炎时白细胞可超过10个，检查单上显示为（+）~（+++）（每个"+"代表10个白细胞）。

精子：若按摩前列腺时压迫到精囊腺，可在前列腺液中检出精子。

滴虫与霉菌：正常情况下前列腺液内无滴虫和霉菌。当有滴虫和霉菌感染时可在前列腺液内检出。

 为什么要做多普勒超声（彩超）检查？

有的患者就诊时，医生会要求患者做多普勒超声（彩超）检查，超声具有廉价、方便、可重复性高及无损伤无痛苦等优点，是男性不育症患者的首选检查手段，对明确男性不育症的原因具有重要的价值。

B超作为一种无创性的物理检查在男科疾病诊断中已经广泛应用，特别是阴囊超声和经直肠超声作为无创的检查手段在男性不育症的诊断中发挥了极其重要的作用，是诊断男性不育症的常用检查方法，通过经体表超声，可对睾丸、附睾、输精管、精索静脉及阴茎深动脉进行检测，经直肠超声可对部分输精管、射精管、精囊及前列腺进行探查。

阴囊超声检查：观察睾丸形态大小及其内部回声改变，可明确排除睾丸的实质性病变；检查附睾的头部、体部及尾部；观察其有无异常病变及附睾管有无扩张，如附睾炎、附睾囊肿、附睾体尾部缺如及睾丸段输精管缺如等征象，可直接或间接判断远端输精管道是否梗阻及梗阻原因。精索静脉曲张是引起男性不育的最常见原因，经体表超声是诊断精索静脉曲张的最佳诊断方法，检查精索时观察精索有无增粗，并用乏氏试验判断有无精索静脉反流，对预后的判断有积极的作用。检查阴囊部及腹股沟区输精管，观察其有无异常，如有扩张，则判断其梗阻部位。

经直肠超声检查：可清楚显示前列腺、精囊、射精管等的形态结构，可检测到精囊的形态、大小、内部回声等，对精囊的相关疾病进行诊断包括精囊缺如、精囊发育不良、精囊炎、精囊结核、精囊钙化等，并可清晰显示盆段输精管内径及是否缺如等情况。对前列腺的检查较经腹部检查清晰度明显提高，可详细观察前列腺内部回声，有无炎性改变等。还可观察射精管的内径，有无先天性闭锁、狭窄、管壁钙化、射精管囊肿等，判断梗阻性无精子症的病变类型及部位有一定的参考作用。

另外，阴茎超声波的检查，可区分功能性勃起功能障碍和血管性勃起功能障碍，为临床的诊疗方案提供依据。

抗精子抗体是怎么回事？

抗精子抗体是一个复杂的病理产物，它是人体自身产生的一种免疫球蛋白，可以在自身体内对精子产生杀伤作用。因此，抗精子抗体阳性的患者普遍认为会影响其生育能力。有报道显示，抗精子抗体滴度在 128~512 的 64 例男性中，生育率只有 12.5%；滴度在 1024 的 11 例男性中，生育率为 0。

正常情况下，人体内是没有抗精子抗体的，睾丸和男性生殖道有坚固的免疫屏障，精子与自身机体的免疫系统不可能接触，故极少发生免疫反应。在生殖道感染、生殖系统外伤、手术、精索静脉曲张等因素影响下，会导致精子与身体自身的免疫系统"碰面"，精子表面所携带的抗原性物质便刺激免疫系统，使其产生相应的防御性物质，与精子"自相残杀"，消灭侵入免疫系统的精子，体内精子便产生凝集、制动，失去应有的活力，难以完成与卵子结合的历史使命，这种防御性物质就是我们说的抗精子抗体。

抗精子抗体不光降低精子的活动能力，对于精子受精过程中的顶体反应、与卵子结合能力都会产生影响，甚至还会干扰胚胎的生长、着床，从而导致不育。

因此对于那些有损伤、手术、炎症、梗阻、感染因素存在的不育患者，应做抗精子抗体的检查，以了解是否是免疫性不育。

哪种情况下需要做睾丸活检？有什么危害或风险？

睾丸活体组织检查（简称睾丸活检）是一种具有诊断和治疗双重功能的临床技术，是通过一种简单的手术方法取出一小块活体睾丸组织，进行病理切片组织学观察，能直接估计睾丸的生精功能和生精障碍的程度，以及排除生殖细胞肿瘤，用于诊断睾丸疾病，评估预后。睾丸活检是诊断睾丸生精功能的金标准。所以对于无精子症患者都要做此检查。

尽管睾丸活检创伤小，仍要注意尽量将患者的身心痛苦降到最低，通常只需进行一侧睾丸活检。以下情况需要进行睾丸活检：

①经其他各项检查未能判定生精功能者；②睾丸大小正常的无精子症；③睾丸体积中度缩小的严重少精子症；④输精管结扎术后，欲再做吻合复通术时，睾丸活检可估计以后的睾丸生精功能；⑤精索静脉曲张手术治疗，睾丸活检可判断预后；⑥阻塞性无精子症应作双侧睾丸活检，以决定哪侧适宜作显微外科吻合手术；⑦青春发育期或发育后期，施行隐睾固定术时，必须作睾丸活检以评价生精功能，并排除恶变；⑧不明原因的睾丸肿块睾丸活检可明确诊断；⑨若评价男性节育的远期作用或环境因素，细胞毒药物，辐射线对睾丸生精功能的影响，亦可作睾丸活检。

睾丸穿刺活检术具有创伤小、手术时间短、出血少及不需换药的优点。总的说来，睾丸活检一般不会损害睾丸原来的生育能力，也不会影响性功能。不育患者做完睾丸活检，经治疗仍然不能生育，一般说来也不是睾丸活检本身造成的，还应从病理和治疗方案上加以考虑。

43 哪种情况下要做输精管精囊造影检查？有危险吗？

输精管精囊造影检查是将造影剂通过切开法或经皮穿刺法注入输精管，使其显示输精管、精囊及射精管等组织结构，以了解输精管是否通畅，精囊腺有无病理变化等，明确输精管道是否阻塞及阻塞的具体部位，以便采取相应的治疗措施。输精管精囊造影术主要适用于以下情况：

（1）精子排出障碍：男性不育症患者精液检查无精子，但睾丸活检有生精能力（曲细精管内有精子存在），可做输精管精囊造影，观察输精管及其壶腹部和射精管内腔、精囊有无排出障碍。通过造影注意阻塞部位、狭窄程度及范围，两侧输精管道是否都不通畅。

（2）精囊本身疾病：无精症与逆行射精常需做输精管精囊造影确诊，并与精囊结核、精囊结石、精囊囊肿，非特异性慢性精囊炎等引起的不育症鉴别。

（3）内分泌动态观察：精囊是男性生殖系副性器官，与性功能有密切关系。个体的内分泌功能变化可妨碍精囊发育或引起先天性畸形，从而导致不育。通过精囊造影可以推断，精囊形态是否发生变化。

输精管道造影术除能判断输精管道的阻塞及先天畸形外，对炎症、肿瘤、外伤等造成的各种解剖结构破坏之诊断也有一定意义。为减少患者不必要的痛苦，必须慎重选择病例，事先作好全面检查，只有确认为生精上皮发育正常或确实需要排除解剖异常时才行此项检查。

传统的输精管精囊造影手术损伤较大，加上所用的高浓度黏稠的造影剂会促进输精管阻塞，并可能造成感染，引起继发性阻塞。近年来采用亲水性造影剂，特别是不用开刀，直接经阴囊皮肤穿刺输精管，减轻了组织的损伤和患者的痛苦。实践证明这种改进了的方法，提高了安全性和成功率，但有条件的医院里才能进行这项检查。

第四篇　男性不育症的治疗

44 男性不育症的药物治疗有哪些?

导致男性不育症的病因多种多样,临床上大多数患者还找不到明确的原因,因此对于有明确病因的患者应予以积极的、有针对性的治疗。目前,药物治疗是不育症的主要治疗方法,根据不同的病因可以将药物治疗分为以下几种:

(1)感染性因素:感染是指致病微生物侵入生殖道及其附属性腺引起的炎症,如精囊炎、慢性前列腺炎、睾丸炎、附睾炎等等,常见的致病微生物有:大肠埃希菌、衣原体、支原体等。此类感染性疾病往往需要选择抗生素治疗,但常需作细菌培养和药物敏感试验,根据药物敏感试验结果选用敏感的抗生素进行治疗。主要使用的药物有喹诺酮类,如左氧氟沙星、环丙沙星、莫西沙星;四环素类,如多西环素;大环内酯类,如阿奇霉素、罗红霉素等。

(2)免疫性因素:免疫性因素的不育症主要是生殖道感染、损伤等引起自身产生抗精子抗体,即抗精子抗体检测呈阳性。治疗上往往采取针对不同的抗精子抗体产生原因,制定不同的治疗方法。如感染引起的抗精子抗体,抗感染治疗往往有效;无感染或梗阻的抗精子抗体,可以试用小剂量的免疫抑制剂或者皮质激素治疗。另外,洗涤精子的人工授精,对不育症的治疗可能有效。

（3）内分泌异常：原发性睾丸功能低下导致的体内雄激素分泌不足，可采用口服雄激素补充治疗，如十一酸睾酮胶囊；由于下丘脑或者垂体功能低下引起的低促性腺激素型性腺功能低下症患者，可以使用人绒毛膜促性腺激素（HCG）、人绝经期促性腺激素（HMG）、克罗米芬、他莫昔芬等；催乳素（PRL）异常增高的患者，在排除垂体肿瘤后可用溴隐亭口服治疗。

（4）特发性精子异常：指未找到病因的特发性少精、弱精、畸形精子症以及部分无精子症患者，由于其致病原因不明，通常采用经验性药物疗法。常用的药物有：①左旋肉碱，可提高附睾内精子成熟度，促进精子活动力；②中药，根据个人体质进行中医辨证治疗，常用方剂如五子衍宗丸、生精胶囊等。③抗氧化剂，维生素 E、维生素 C 等；④辅助生精药物，补充锌、辅酶 Q_{10} 等微量元素。

（5）精液异常：常见的有精液液化不良、精液量少、pH 值（呈现出酸或碱的程度）异常等，通常是附属性腺炎症引起，因此针对感染的明确致病菌选用敏感抗生素治疗，另外可针对附属性腺炎症进行中医辨证治疗或中成药治疗，常用的有：前列倍喜胶囊、水益黄胶囊等。

（6）勃起功能障碍：可采用西地那非（万艾可）在性生活前 1 小时服用，可明显改善患者勃起硬度和持续时间，保证正常的性生活。

 男性不育症的外科治疗有哪些？

我们知道导致男性不育的常见疾病中包括一些器质性的病变，这些疾病，往往无法通过药物治疗解决，便需要手术治疗。如精索静脉曲张、隐睾、睾丸鞘膜积液、垂体性疾病、输精道损伤或梗阻等。常见的需要手术治疗疾病如下：

（1）精索静脉曲张：精索静脉曲张会影响患者的睾丸血液循环，导致其新陈代谢下降，最终影响生精功能及精子质量。一旦出现了精液质量异常，就需要进行治疗。手术是治疗精索静脉曲张最有效的方法，采用各种方法将曲张的静脉进行高位结扎，防止血液反流对生精细胞的进一步损伤。静脉结扎后，下段的静脉血就随其他侧支循环回流，使得局部血流恢复，温度降低，生精功能逐步恢复，从而恢复生育能力。目前常用的精索静脉手术方式有腹腔镜高位结扎术、显微外科静脉结扎术、普通高位结扎术、精索静脉栓塞术等。

（2）梗阻性无精症：根据梗阻部位不同，包括睾丸内梗阻、附睾堵塞、近端输精管梗阻、远端射精管梗阻、射精管口梗阻。①睾丸内梗阻常采用睾丸取精术或者睾丸细针精子抽吸术。②附睾管堵塞的患者可采用显微镜下附睾管-输精管吻合术，但由于附睾管太细，此手术的成功率仅能达到10%～30%。如果手术失败，或者无手术条件，可行显微镜下附睾穿刺精子抽吸术。③输精管梗阻（近端、远端）的患者采用输精管-输精管吻合术。④输精管口梗阻。经尿道射精管切开术是治疗射精管梗阻的主要手术治疗方法，通过膀胱镜在尿道里面采用电切、激光等方法将堵塞的输精管口切开，损伤小，术后效果明显，但存在逆行射精、尿液反流等并发症。

（3）睾丸鞘膜积液：睾丸鞘膜积液是鞘膜及其内容物的炎症等因素引起的液体增多，出现阴囊肿大，药物治疗效果差，通常采用睾丸鞘膜翻转手术治疗。

（4）生殖器畸形或者发育异常：常见隐睾、尿道狭窄、尿道下裂、尿道上裂、尿道瘘等等。隐睾会影响睾丸发育，成年后通常生精功能非常低下甚至消失，因此发现后需尽早手术治疗。隐睾下降固定术是常用手术方法。通常2岁以前进行该手术对成年后的生育能力不会产生影响，手术年龄越大，影响越大。其他的生殖器畸形或者发育

异常，仅影响精子的通道，予以相应的手术治疗，均可较好的治疗不
育症。

 什么是人工辅助生殖技术？

　　人工辅助生殖技术，简而言之，就是指采用当前的医学方法代替
正常的生育方式而达到生育目的的一种新型技术和手段。该技术只需
要找到质量好的精子和卵子，完成人工授精（IUI）、体外受精和胚胎
移植（IVF-ET）等技术，达到怀孕。

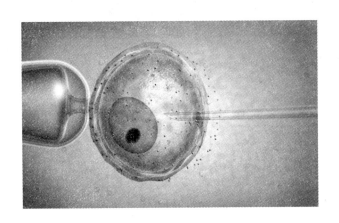

　　目前常用的辅助生殖技术手段有宫腔内人工授精（IUI）、体外受
精和胚胎移植（IVF-ET）、卵泡浆内单精子显微注射（ICSI）。对于有
生育困难的夫妇根据其个体情况可选择相应的方法进行治疗，从而
怀孕。

　　（1）人工授精（IUI）：通过体外收集男方精液，进行精液优化处
理后再放入女方子宫内的方法。适合人群：A、性交障碍，精子不能进

入阴道者，如勃起功能障碍、不射精、尿道下裂、逆行射精等；B、精子在女性生殖管道内运行障碍者，如宫颈炎、抗精子抗体阳性、生殖道畸形等；C、精液检查异常患者，如少弱精子症、畸形精子症等；D、不明原因性不育，经药物治疗无效的患者。

（2）体外受精和胚胎移植（IVF-ET）：通过手术方法将卵子取出，在实验室中将处理过的精子和卵子混合，待其自己受精后形成胚胎，最后将胚胎移植入女方的子宫腔内。适合人群：①女性生殖管道异常导致精卵遇合困难，如输卵管阻塞或者缺如；②严重少弱精子症、畸形精子症、死精子症等；③多次人工授精失败；④免疫性不育；⑤女性排卵障碍，如多囊卵巢综合征等。

（3）卵泡浆内单精子显微注射（ICSI）：通过手术取卵，在体外将单个质量较好的精子通过显微注射方法注射到卵子里面，助其受精，然后将受精发育的胚胎移植入女方子宫腔内。适合人群：①严重的少弱精子症、隐匿精子症、死精子症、畸形精子症等；②无精子症，通过手术从睾丸、附睾中获取的精子；③免疫性不育；④IVF 治疗发现没有卵子受精。

人工辅助生殖技术能解决大部分不育人群的生育问题，需要提醒的是，切忌"病急乱投医"，这种技术要求较高，只有具备相当资质的医疗机构才有相应的技术能力。

 不育症治疗对胎儿是否有影响？

在治疗过程中，经常有许多患者服药期间不敢同房，甚至有些夫妇服药期间受孕后担心因药物对胎儿造成不良的影响而采用终止妊娠，这些都是对不育症的治疗缺乏了解所导致的。

目前治疗不育的方法主要有：①药物治疗：包括激素类药物治疗和营养性药物治疗。激素类药物治疗选择少精症或精液质量差的病例为治疗对象。常见的药物有绒毛膜促性腺激素、睾丸酮等。常见的营养性药物包括：足够的蛋白质和维生素 A、维生素 B 和维生素 E；谷氨酸或精氨酸；补充某些微量元素，如锌制剂等。②手术治疗：常见有腹腔镜高位结扎术；输精管全层吻合术；精索静脉曲张术等。③中医治疗：传统中医治疗男性不育的治疗方法主要根据患者的临床症状、病程病情不同进行选择。结合中医辨证施治，常见的男性不育的类型有气血两虚证、心脾两虚证、湿热下注证和气滞血瘀证等。④其他方法：如应用丈夫本身的精液做人工授精；免疫抑制疗法；以及用滤过或洗涤方法，除去存在于精子表面的抗原，而后行人工授精等方法。

以上男性不育常用的治疗方法中，其治疗机制为：①药物治疗上通过激素或者营养药来增强男性精子的活力和密度，对于精液其他成分无明显影响。大量研究显示在胚胎未形成前，也就是怀孕 6 周前女性服用药物对后期胎儿几乎无影响，男性服用激素及营养性的药物，只影响精子的活力密度，因此只影响到是否受孕，不对怀孕后的胎儿具有影响。②手术治疗及其他手段治疗，均是采用不同的方法，使得精子的活力密度提高，达到更容易受孕的目的，不直接影响胎儿的生长发育。③传统医学通过不同中草药的搭配，通过整体观念，辨证施治等手段，调整男性生殖功能，增加精子的活力和活率，从而达到提高受孕率的目的，而未对受孕后的胎儿有干预，所以不存在影响胎儿的说法。一般不育症治疗中所给予的药物类型都是对生育有益的，不会对生育造成显著不良的影响。所以，服药期间，在医生指导下，遵医嘱是可以正常受孕的。

中医是怎样治疗男性不育症的？有哪些优势？

中医学对男性不育的认识已有两千多年的历史，在治疗男性不育方面积累了丰富的经验。中医学认为男性不育的病因与肾、心、肝、脾等脏器有关，而与肾脏关系最为密切。肾精亏虚是男性不育的主要原因。调肾精在男性生育中有重要作用，肾精的盛衰决定着男子的生育能力，同时湿热、瘀血、肝郁等也可影响生育，因此，中医治疗不育重视整体调理，以辨证论治为主，将男性不育的局部病变与全身状况、合并疾病、心理变化、体质等因素综合在一起分析，采取补肾健脾、滋补气血、活血化瘀、疏肝理气、清热利湿等不同治疗方法，以达到治疗的目的。

首先中医药注重整体观念，从诸多方面入手，调整阴阳平衡，使身体达到相对良好的状态，在提高生育能力的同时，还能改善身体的不适症状，致使整个机体进入良性的循环状态中，达到治疗的作用。其次，相对现代医学来说，中药的不良反应相对较少，患者较易接受，患者服药依从性较好。再次，中医药还能够采取多种方法联合治疗，如针灸、推拿、按摩等，多层次、多环节、多靶点作用于机体，起到综合治疗的作用。

附睾炎引起的不育症如何治疗？

附睾炎为男性生殖系统常见的疾病，以性活动活跃的人为高发人群。常因尿道的逆行感染所致，致病的微生物多是经输精管逆行进入附睾出现感染和炎症反应，主要症状是附睾的肿痛，阴囊皮肤红肿。由于炎症的渗出液中含有细菌、白细胞、坏死的组织等会导致精液的质量下降，同时，因附睾炎症导致输精管堵塞不通，可造成男性不育，对未生育的男性来说，后果是非常严重的，应及时进行正规的治疗。

根据临床表现，附睾炎可分为急性和慢性两种。急性附睾炎治疗包括一般性的疗法，如卧床休息、托起阴囊、湿热外敷、注意局部清洁卫生，以及抗菌药物的合理、有效使用，如果出现脓肿则需要手术切开引流脓液，再配合中药治疗可缩短病程，减轻症状，促进康复。

慢性附睾炎往往需要消除诱因，如慢性前列腺炎、精囊炎、尿路感染等，合理的抗感染治疗。结合中药附睾汤治疗，可显著改善症状和预后。

两侧附睾都发炎的患者，导致输精管堵塞，引起不育，可考虑采用手术治疗，或人工辅助生殖技术以助孕。

50 如何治疗精索静脉曲张引起的不育？

精索静脉曲张是指精索静脉回流受阻或静脉瓣膜失效导致血液反流，进而使精索静脉呈现出类似藤蔓一样蜿蜒、迂曲的状态。其引起不育的原因主要是淤滞的血液使得局部温度升高，以及细胞组织产生的废物淤积和慢性的刺激，导致精子的生成受到影响，进而出现精子质量下降。精索静脉曲张好发于左侧，临床上表现往往是阴囊坠胀感和隐痛等，严重者局部触及蚯蚓样扩张迂曲血管，部分男性是由于不育而就诊，彩超检查后诊断。

精索静脉曲张是常见的泌尿生殖系统疾病，及时有效的外科治疗能取得较好的疗效。精索静脉曲张常分为临床型和亚临床型。一般认为静脉血管直径超过 2 毫米为亚临床型，超过 5 毫米称为临床型。临床型根据静脉曲张的程度分为轻、中、重度：轻度，局部不易触及曲张静脉，作 Valsalva 试验，即让患者站立憋气、增加腹压，使血液回流受阻，可触及曲张静脉；中度，正常站立时即可在阴囊内触及曲张血管；重度，阴囊表面可见蚯蚓状曲张血管。

临床型精索静脉曲张的治疗主要为手术治疗。手术主要为精索静脉高位结扎术，目前主要的手术方式：开放手术、腹腔镜手术、经阴囊手术、经腹股沟手术，经皮栓塞治疗，也可采用显微外科手段行曲张静脉切除术等。手术的主要目的就是将曲张的精索静脉阻断，避免血液的反流，改善局部的充血、淤血状态，从而改善睾丸的生精功能。手术的主要目的就是将曲张的血管结扎，这样就能够避免血液的反流，改善局部的血液滞留。可能有人会问，堵住了回流的通道，来的动脉血岂不是流不走了，这样不就更会导致局部血液滞留了吗？要说明一点的是，血液会从其他的细小通道即支流回流的，手术主要是切断主干道，因为支流是不存在反流现象的。

目前国内外日益重视对亚临床型精索静脉曲张的关注，认为亚临床型亦会造成对睾丸功能的影响，对精液质量不好的患者，应积极尽早治疗。

51 无精子症如何治疗？

凡精液常规检查未发现精子时，需将精液离心后取沉渣作镜检，若连续 3 次检查均未发现精子，则可确诊为无精子症。

引起无精子症的因素是多种多样的，比如说内分泌激素紊乱引起的睾丸不发育或生精功能障碍，睾丸本身病变导致丧失生精的功能，或输精管道梗阻、先天性输精管缺乏、附睾管完全闭锁等。

无精子症的治疗方式主要针对发病的原因，采取相应的治疗措施。

严重的生精功能障碍、先天性睾丸发育不良以及遗传性疾病，基本上是不可逆的，治疗成功的希望很小。生精功能低下型患者的 FSH 值在正常范围内，通过促性腺激素如克罗米芬、他莫昔芬治疗部分患者可望成功，少数无精子症患者存在高泌乳素血症，采用药物治疗以降低泌乳素，提高生精功能，常用药物为溴隐亭。

阻塞性无精子症患者通常睾丸大小正常，性激素水平在正常范围内，生精功能亦正常。主要是输精管道的阻塞，影响精子的输出。若由于输精管道的炎症水肿引起，可应用抗生素和糖皮质激素治疗，可以得到改善；若由于囊肿压迫引起，可将囊肿通过手术切除，梗阻得以解除而获通畅；先天性畸形常伴发其他部位的发育异常，手术常难以解决问题；结核菌感染引起，往往附睾完全破坏，手术很难进行。因此，阻塞性无精子症必须严格选择手术适应证，通过手术接通输精管道。不适合手术治疗的患者，可采用人工辅助生殖技术。

52 少、弱精子症怎么办？

少、弱精子症是指一次射精的精液中含有的精子数量低于临床参考值范围，或精子的活动能力低下。

少精子症属于精子密度低下的一种病症。精子密度低会影响男子生育力，目前多数学者认为，精子密度≤20×10⁶个/毫升可判断为少精子症。弱精子症是指精液参数中前向运动的精子（a级和b级）<50%或a级运动的精子<25%的病症。两者可单独存在，也可同时存在。

引起少、弱精子症的原因也是多种多样的，如感染、内分泌失调、损伤、隐睾、精索静脉曲张、免疫反应、染色体异常以及各种干扰睾丸生精的理化因素等，都可导致少弱精症不育，但有更多的患者经相关检查，找不到原因。患者精子密度、活率与活力皆低于正常者，称特发性少、弱精子症，是十分常见的男性不育因素之一。

只要针对病因进行治疗，往往能够取得一定的效果。然而对于那些不明原因导致的少、弱精子症的患者往往则采取一些试验性的治疗方法，如性腺功能低下者采用激素替代治疗；多巴胺受体激动剂（如溴隐亭）可应用于泌乳素过高并排除垂体肿瘤的患者；糖皮质激素适用于继发于先天性肾上腺皮质增生的男性不育；抗精子抗体不育采用类固醇激素治疗、左旋咪唑及睾酮治疗等；增加精子数量的药物如雄激素；抗雌激素类药物如克罗米芬、他莫昔芬。其他抗氧化药物维生素A、维生素C、维生素E和糜蛋白酶，酶制剂如三磷酸腺苷（ATP）对有慢性生殖器炎症的病例效果较好，可明显改善精子活力；辅酶 Q_{10} 与维生素E、抗坏血酸等物质有协同作用。有感染则采取相应的抗感染治疗；至于先天性的基因、染色体异常的患者则往往采用辅助生殖技术助孕。中医采用补肾、健脾、疏肝等治疗，有一定疗效。如芪芎种子汤生精胶囊等。

53 死精子症不育怎么办？

死精子症不育是指精子不活动或者大部分不活动导致的不育。死精子肯定是不动的，不动的精子则可以是死的也可以是活的，但是不论是死是活，只要不动，就不能从阴道游到输卵管从而受精，都会导致伴侣不受孕。

导致死精症有很多原因，如感染发炎、营养物质缺乏、精液成分异常、物理损伤、不良生活习惯及有毒物质、烟酒、药物等不良接触史等。

现代医学多采用对症对因治疗，因炎症引起，如患前列腺炎，其炎性刺激物就会对精子起到很大的杀伤作用，使得脆弱的精子不断地丧失活力，失去运动的功能，精液中有些能量物质被细菌、病毒等大量消耗导致精子失去能量的供给，当然也就不可能运动了，有些精子甚至就惨遭"夭折"。通过消炎治疗，可提高精子质量，内科性的疾病往往通过补充维生素，应用核苷酸、抗生素抗炎、激素疗法等手段，达到一定的作用，改善情况。外科性的疾病则运用相应的手术治疗，必要时使用辅助生殖技术。中医则多采用温补肾气、滋阴降火、清热化湿、补肾、活血等方法治疗，常用方剂有生扶正种子方、知柏地黄汤加减、生精胶囊等。

54 精液不液化该如何治疗？

正常情况下，精液排出体外很快凝固呈胶冻状，这样就能够粘附在阴道壁，一般在15～30分钟开始液化，如果射精后60分钟未能完全液化则称为精液液化异常，其中包括不液化和不完全液化两类。本病往往是由于精浆内的成分或相关酶类功能不良。患者往往是没有任何不适症状的，就诊的原因多为不育，在进行精液常规检查时发现。

导致精液液化异常的原因有：①附属性腺的感染，如慢性细菌性前列腺炎，导致前列腺液分泌不足，使其内的酸性磷酸酶含量降低，增加了精液的黏稠度，从而使液化时间延长；②精囊、输精管的一些病变也会导致精液液化的时间发生改变；③精液中的一种叫做尿激酶的物质含量降低，使精液凝固的纤维蛋白原溶解速度减慢，进而出现精液液化不良；④前列腺液中的锌影响蛋白酶的作用，导致液化障碍；⑤其他原因：免疫因素、检查实验室温度、标本存放时间等也会导致精液的液化异常。

西医在治疗上则采用口服药物或阴道局部外用药以促进精液液化，也可采用人工授精等。中医往往采用滋补肾阴、清泄相火、化痰祛湿、滋养肝肾、助元阳、散寒凝等。

 畸形精子症不育有什么办法？

畸形精子症是指异常精子数超过 50%，或者正常精子比率低于 4%，是精子质量异常的一种病变，也是男性不育症的主要原因之一。其致病因素有诸多的方面，常见的有睾丸异常、精索静脉曲张，此外还有物理、精神刺激、过敏性反应、内分泌、血管、神经系统疾病，以及烟酒、慢性中毒等。中医上则将其致病机制分为肾阳亏虚、阴虚火旺、湿热下注等。

总体来讲有赖于整个环境质量的提高，同时远离毒物、烟酒，改变不良生活习惯、缓解生活压力、避免紧张等。除了上述一般治疗外，还需要针对其病因治疗，对于生殖道的感染需要积极使用安全有效的抗菌药物，同时可使用改善睾丸局部循环的药物，如胰激肽释放酶、

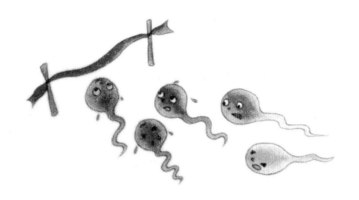

复合蛋白锌、维生素 C 等，药物治疗还有克罗米芬、激素等。必要时可采用辅助生殖技术治疗。中医药治疗方法则是采用辨证施治，如温肾壮阳助精，滋阴降火补精，清热利湿通精等。

 免疫性不育的治疗方案是什么？

对于人体来说，正常情况下，血液和睾丸之间有一层屏障结构叫做血睾屏障，用于阻挡血液中的不利因素对睾丸生精功能的损伤，从而形成并保持一个良好的生精环境。在一些病理情况下使得血液接触到了精子，因为精子包含的染色体只有正常人体细胞的一半（其中受精卵的另一半染色体来自卵细胞），因此机体将精子视为"异物"，产生相应的"免疫军队"——抗精子抗体，能够杀灭精子。

正常人体的免疫系统还存在着一种免疫调节保护机制防止抗精子抗体产生。但如果发生机械性损伤、炎症、梗阻等因素，均可使精子穿过损伤的血睾屏障，被自身的免疫系统所识别，在血液或精液中产生抗精子抗体，可降低精子活力、存活力、宫颈黏液穿透力，影响精卵结合，从而导致不育。

然而就其治疗而言，可采用：①免疫抑制疗法，主要用类固醇激素疗法，如低剂量持续疗法、大剂量间歇疗法、循环疗法等；使用的药物有泼尼松、泼尼松龙、甲基泼尼松龙、地塞米松等，这样就能够不让精子"死于非命"了；②病因治疗，包括外科治疗和生殖道感染的对症治疗；③采用精子洗涤和宫腔内人工授精；④中医药治疗；⑤脱敏疗法，即将丈夫的淋巴细胞注射入妻子的皮下进行脱敏治疗，疗效较满意。

 不育症药物治疗为什么一个疗程 3 个月？

男性不育患者不可过分焦躁，担忧疗效慢，甚至无法坚持治疗而经常更换医院和治疗方案，不仅浪费了金钱，又耽误了时间，甚至很可能错失了疾病的最佳治疗时机而导致严重后果。

患者在治疗时一定要有足够的耐心，对于每一种治疗方案至少要坚持一个疗程。

睾丸是产生精子的场所，而精子是由生精细胞逐步分裂发育而成熟的，精子形成的一个阶段，细胞是圆形的，而精子是蝌蚪样的，它还需要经过很复杂"变形记"才能成为精子。即从精原细胞开始，逐渐发展为初级精母细胞、次级精母细胞、圆形精子细胞，最后形成精子，这个过程需要 4 个生精周期才能完成，而人的一个生精周期需 16 天，所以每个精子的初步发生周期即 64 天左右。但是，睾丸产生的精子只是具备了精子的基本结构，如需发育为成熟精子，还需在附睾经过大约 14 天左右的储存以加强运动能力和受精本领。因此，精子的整个发生过程需要自然月的 3 个月左右。

总而言之，一个精子从产生到成熟后被排出体外，约为 90 天，正好 3 个月左右。因此，不育症的药物治疗一般要 3 个月（即一个疗程）后才会出现疗效，才能评价所用药物是否有效，因此不要随意中断治疗，也不要频繁更换治疗方案。

一般经过正规治疗 2~3 个疗程，即半年至 9 个月，部分患者仍然不能达到精液质量的改善，实现自然受孕，此时，就不必一味坚持药物治疗，可采用人工辅助生育的方法实现妊娠。

58　人工辅助生殖技术流程是怎样的？

有的患者经药物或手术治疗后，疗效不好，未能受孕，或者因其他原因打算使用人工辅助生殖技术以助孕，但是人工辅助生殖技术的要求和费用都较高，因此有其特殊的适应人群。其流程大致如下：

在正式选择辅助生殖技术治疗前，患者男女双方都需要进行一系列的检查，符合其治疗范围并没有相应禁忌证的才能正式进入治疗周期。

通常治疗前需要了解双方的生育能力，女方要检测卵巢功能、输卵管情况、内分泌情况，男方要检查精液，看一下精液质量，双方还需要检查传染病、遗传病等情况。这些检查基本上要花 1~2 个月的时间才能全部完成。

正式进入人工辅助生殖技术周期后，女方要使用药物进行卵巢功能调整，就是医生们说的"降调"，大概需要半个月时间，再进行促排卵药物治疗，每个人的情况不同，时间也不一样。总的准备周期大概要花 2~3 个月时间。促排卵之后双方取卵取精，受精后的胚胎在体外培养 3 天再进行移植，整个治疗周期就结束了。人工授精的周期相对要短一点，因为不需要对女方进行"降调"，在进入周期后对女方进行卵泡监测，待卵泡成熟后取精进行注射，大概总疗程需要 2~3 个月。

59 不育症手术治疗的疗程是怎样的？

有的不育患者经检查，确诊为器质性病变，如精索静脉曲张、隐睾症、睾丸鞘膜积液、输精管梗阻、腹股沟疝等，均可影响精子的生存、成熟、运输等，导致不育，应尽早行手术治疗。根据具体的情况行精索静脉曲张高位结扎术、睾丸下降固定术、鞘膜翻转术、疝囊高位结扎术、输精管-输精管吻合术、输精管-附睾吻合术、尿道成形术及尿道吻合术等。

每一种手术，均有其相应的疗程和时间，这样才能最大程度上取得手术的成功和良好的术后反应。①精索静脉曲张手术治疗，需要 5 天~1 周，术后定期门诊随访。研究表明一般半年后，有 72% 的患者精子质量得到改善，术前精子质量较好者，术后改善越明显。术后配合中药补肾活血治疗，可提高并且促进精子的质量；②睾丸下降固定术，对于儿童隐睾来说一般主张 2 岁内手术为宜，成人仍可以手术，有研究主张随访 16 周为宜，可以明确术后疗效；③输精管-输精管吻合术，输精管-附睾吻合术后均主张休息至少一周，同时 10 天后拔出相应的支架管，这样能够提高手术的疗效，术后有必要时复查输精管复通情况。

　　无论是何种手术方式，每个人又有其个体的差异，所以手术前后的治疗时间也有差异，手术后的具体安排也根据恢复情况的不同而不同，应根据临床具体疗效给予相应的治疗时间和复查计划安排。

第五篇　男性不育症重在调养

为什么不育症治疗中强调自身调养？

俗话说得好，"三分治、七分养"，自我调养对人们防病治病，以及疾病的康复至关重要，对于不育的患者亦是如此。一方面要遵从医嘱，按时就诊，按时服药，进行正规专业治疗，另一方面，患者的日常饮食调养、身体调养、心理调养、夫妻双方对生育知识的关注等，对不育的患者而言，起到积极的作用，是不可忽视的。不育症的药物治疗仅仅是整个治疗的一部分，患者自身的因素也是非常重要的。导致不育的原因有：不良的生活习惯、污染的环境、烟酒等危险因素都会影响精子的质量，可以肯定地说，一个经常熬夜上网，抽烟喝酒的不育症患者，药物所起的作用因不良的习惯而减弱，治疗效果一定大打折扣，不仅增加经济负担，还产生更大的压力。治疗期间，应该戒烟、戒酒，少食各种辛辣刺激性食物，均衡饮食，按时起居，保证充足的睡眠，适当的锻炼都是非常重要的。在治疗过程中，如果没有遵循医生所交代的自我调理事项，如不忌烟酒，熬夜，不按时服药，接触有害、有毒物品或环境，经常上网久坐，心理压力过大等，不注意生活调养，仅寄希望于药物治疗，也会影响治疗效果。

因此不育症的治疗，不仅仅是医生治疗水平的事，患者自身重视程度，能否积极主动配合也至关重要，只有治养结合，才能增加受孕机会。因此，自身调养在不育症的治疗和预防方面有重要的作用。

 61 哪些食物有利提高不育症患者的精子质量？

不育患者，除了坚持药物治疗外，在饮食方面，可以有选择性地吃一些有利于提高精子质量的食物。

（1）富含精氨酸的食物：研究显示精氨酸是精子组成的主要成分之一，含精氨酸较多食物有：海参、鳝鱼、泥鳅、章鱼、蚕蛹、鸡肉、冻豆腐、紫菜、豌豆等，这类食物有助于精子质量的改善。

（2）动物内脏：胆固醇是合成性激素的重要原料，动物内脏中含有较多的胆固醇，此外、动物内脏中还含有10%左右的不同类型的激素，这些成分能促进精原细胞的分裂与成熟，因此，适量食用动物的肝、肾，对男性的生精功能有好处。动物外生殖器、鸡蛋等因富含性激素及能合成激素的胆固醇、卵磷脂等，能促进精原细胞的分裂和成熟，对提高精子质量有利。

（3）维生素：维生素对于提供精子和精液的原料、促进精子的合成化生、增强附属性腺的抗感染能力、维持精子的代谢过程等都有重要作用，尤其是维生素E，又称生育酚，是最主要的抗氧化剂之一，能调节睾丸功能，促进性激素分泌，使男性精子活力和数量增加，因此补充维生素E对于不育患者是很有必要的。动物肝、绿叶蔬菜、胡萝卜、西红柿、南瓜、扁豆、大枣均含有丰富的维生素。

（4）微量元素：微量元素与男性生殖功能关系密切，能影响精子的生成和活力。当体内微量元素缺乏或含量不足时，就会影响精子的生成与活力，锌参与睾丸酮的合成与运载以及精子的活动与受精等。体内缺锌可以导致男性性腺功能低下，睾丸变小，精子生成减少或停滞。如果体内缺锰，可使男子发生精子成熟障碍，导致少精或无精。缺硒时可以减少精子活动所需的能量来源，使精子活动力下降。应多吃鱼、虾、牡蛎、蛤、蚌、海带、蛋类以及木耳、核桃、蜂蜜、大豆、红糖等含有较多微量元素的食品。

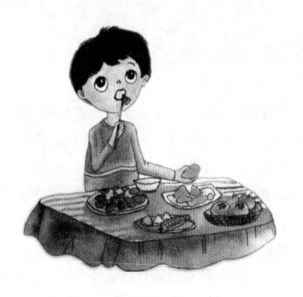

 不育症患者应该少吃或不吃的食物有哪些？

不育患者本身精子质量不达标，除了医生指导下的治疗外，日常生活中，还要在饮食方面注意，有些食物对精子不利，应不吃或少吃，常见的有如下几种：

（1）不宜浓茶、咖啡及碳酸饮料：首先是茶，特别是功夫茶。这是因为茶中含有茶氨酸等成分，这些成分容易使前列腺兴奋，促使前列腺血管敏感活跃，从而容易引发前列腺炎症或使其复发。一般而言，越浓的茶导致前列腺发炎率越高。其次是咖啡，其中也含有容易使前列腺兴奋的成分，容易造成前列腺肿大，喝多了咖啡的男性通常会有排尿不顺畅的感觉。再次为碳酸饮料，这是被国外营养专家列入"垃圾食品"名单的种类。充气的碳酸饮料中除蔗糖外，很少有其他的营养成分。碳酸饮料中大多添加碳酸、柠檬酸、乳酸等成分，会使人体体液处于一种酸性状态，而人体本身体液处于碱性状态，因此碳酸饮料并不利于人体疲劳的消除，也容易对男性精液中的碱性状态产生干扰。研究表明，碳酸饮料中的酸性物质、添加剂、防腐剂和咖啡因共同形成的作用，会在一定程度上降低性能力，限制精子的活力。当然，现在比较流行的奶茶其实对于男性生育能力也有很大的影响，奶茶中使用了大量的奶精，而奶精主要成分为氢化植物油，是一种反式脂肪酸，会减少男性荷尔蒙的分泌，可抑制精子的活力，对精子的活跃性产生负面影响，因此一定要注意少食。

（2）烧烤和油炸食品：烧烤和油炸的淀粉类食物中含有致癌毒物丙烯酰胺，可导致男性少、弱精，应少食。

（3）棉籽油：棉籽油中含有一种成分叫做棉酚，可以抑制精子生成，成年男子服用毛棉籽油的提取物棉酚40天，每天60~70毫克，短期内精子全部被杀死，并逐渐从精液中消失。

（4）芹菜：芹菜中不仅含有大量的维生素，而且降血压有一定的作用。但是最近据报道国外有医生经过实经验发现，男性大量食用芹菜会抑制睾丸酮的生成，从而有杀精作用，会减少精子数量。健康良好、有生育能力的年轻男性连续多日食用芹菜后，精子量会明显减少甚至到难以受孕的程度，这种情况在停止食用芹菜后几个月又会恢复正常。

不育症患者如何进行身体调养？

　　良好的身体是保证生精功能正常的前提，经常生病吃药肯定不利于生育，因此，男性不育患者在日常生活中不能过度劳累、熬夜，应该适宜锻炼，生活起居有规律，养成良好的生活习惯。

　　养成早睡早起的作息时间。研究发现，早睡早起的睡眠效果好于晚睡晚起。晚睡可导致睡眠不足，影响身心状态，增加压力。而早睡早起更容易让人建立起规律的睡眠和作息习惯，会让人主动面对压力。有研究发现，熬夜可以影响精子的质量，所以育龄青年安排作息时尤其要避免熬夜。

　　劳逸结合，脑力活动和体力活动交替进行。脑力劳动者业余时间安排一些与体力活动有关的活动，比如打球、跑步、游泳、散步等。如果是体力劳动者，业余时间安排与脑力活动有关的活，比如看书、学习等。

　　严格执行作息时间表。工作就是工作，放松就是放松。把闹钟设置在晚上 11 点，闹铃一响，就不要多想，一定要上床睡觉。

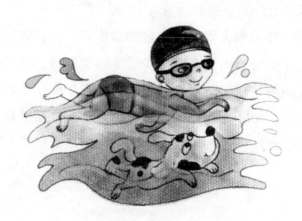

性生活适度，不纵欲也不禁欲，研究认为性交次数过多过频，精子生成有一种供不应求的局势，常常导致每次精液所含精子数过少，或精子大部分处于幼稚和发育不成熟的阶段，精子活力差；再加上过多过频的性刺激可以使附属性腺器官长期处于充血状态，造成腺体分泌失调，影响精液成分、酸碱度等，从而对生育造成了不良影响，严重时可以造成不育。相反，如果性交次数过少，则精子在体内存留时间过久，导致精子衰老死亡，活力差，也不利于生育。最重要的是，如果次数过少，还会错过与卵子结合的时机，使卵子空等精子，不能实现正常受精。治疗不育症切忌急躁，夫妇双方应密切配合，坚持测定妻子的排卵期，在排卵期前后适当增加同房次数，增加受孕机会。

积极治疗引起不育的疾病，如前列腺炎、精索静脉曲张、附睾炎、糖尿病、甲状腺疾病等，消除这些疾病对男性不育直接和间接影响，对于男性不育患者的预后至关重要。

64 不育症患者治疗中，如何进行心理调理？

现代心理学研究显示，男性心理压力过大，会影响到男性生育功能，主要表现在影响射精功能和精子的形成。不同环境因素的刺激作用，造成男性精神心理异常，影响神经中枢，导致睾酮的分泌功能异常，抑制了精子生成，从而影响生育能力。

心理状态和生理状态是相互影响的。不良的情绪可影响男女生殖系统功能，造成与生殖有关的内分泌紊乱，导致受孕困难，治疗失败。现实生活中就存在这一现象。一对经各种治疗而多年不育的夫妇，领养一个小孩后，却意外地受孕了。而事实上，这多数是因为心理问题影响了生殖能力。试想，婚后不育，时间越长，压力就越大。家人的责难，配偶不理解，邻里说三道四，这使人产生紧张不安的心理反应。

心理上要坦然对待，不能过分焦急和忧虑，担心是不能解决问题的，应保持良好的心态，做一些自己喜欢的事情，如欣赏音乐、参加集体活动和阅读有益的书籍，或找家人亲友倾诉，心情反而会舒畅。持续的、适当的体育锻炼和户外活动可调节紧张、压抑的不良情绪，缓解压力。

还可寻求心理医生的帮助和指导，通过心理支持治疗，来帮助应付困难，渡过危机，对解除不育带来的心理困境有帮助。

夫妇相互体谅，不管仅是男方因素造成不育，还是夫妻双方都有问题造成不育，重要的是相互的鼓励、支持，尤其是男方不育，妻子应坦然对待，宽容处理，关爱体贴，消除顾虑，主动配合治疗。家庭和睦，有利于消除焦虑、紧张情绪。

65 不育症患者为什么要夫妻同诊同治？

有的不育夫妇只是女方检查诊治，而男方从未做过任何检查或仅做了简单的精子活动率的检查，就轻率地断定男方无病，女方经过长时间的治疗无效后夫妇到医院详细检查，这时才认定不育的原因主要在男方，耽误了许多宝贵的时间。不孕不育的原因可能在于女方，也可能在于男方，还可能在于男女双方，因此，如计划怀孕半年到1年时间仍未怀孕，建议男女双方同时就诊，以确定病因，对症治疗，同时因为男性方面的原因检查起来相对简单方便，所以就诊时建议男方先查，以排除相关病因。

通过病史和检查，明确夫妇双方是否有共同不育因素。调查发现男女同诊同治存在许多误区，同治并非是指同时治疗。如果双方均有支原体等感染因素应同步治疗；如果女方有严重不可逆的输卵管因素，那么男方的少弱精症的治疗意义就不大了；如果男方有严重的少弱精症或无精子症，在男方治愈前女方的促排卵治疗及排卵监测就是徒劳的。

66 不育症患者为何应避免久坐？

长时间久坐，前列腺、睾丸、附睾长期受挤压，可影响其功能，影响精子质量，是引起不育的危险因素之一，因此不育患者，尤其要注意纠正久坐的不良习惯，这对不育的治疗是有帮助的。

要养成每坐一段时间就起来活动的习惯，可能刚开始感觉不适应，但坚持一个星期后，就习惯成自然了。

在椅子或者沙发上持续坐位达到 50 分钟，应该起来活动 5 分钟以上。如果是开车或者乘车，每 1 小时应离开车内活动 10 分钟。

不要以工作或者学习非常迫切等为理由而"一坐到底"，事实上，坐一段时间起来活动一下，反而能提高工作和学习的效率。

与别人一起玩扑克牌和打麻将的过程中，可以借喝水或者上厕所等起来活动 3 分钟以上。

上网或者打游戏前，给自己定个玩的时间标准，如先玩 50 分钟，到时间后一定要站起来活动一会儿。

可以寻求妻子或其他家庭成员的帮助，让他们监督你的行动。如果你坐着的时间较长了，要求他们提醒你起身走动一会。

67 番茄红素对不育症患者的治疗有促进作用吗?

番茄红素被誉为"21世纪保健制品的新宠",番茄红素是动植物中分布很广的一种类胡萝卜素,呈红色,因最早发现于番茄中而得名。番茄红素是目前在自然界中发现抗氧化能力最强的天然食品成分,其抗氧化能力是β胡萝卜素的3.2倍,更是维生素E的100倍。科学研究已经证实,它具有延缓衰老、抑制肿瘤,提高人体免疫力,减少心血管疾病及预防癌症等多种功效。

实验表明,番茄红素能够提高男子精子的质量。实验发现,23~45岁的不育男性每天口服番茄红素2次,每次2毫克,实验3个月后,受试者精子的浓度、活力和形状都良好。口服番茄红素在治疗原因不明的男性不育症方面具有正面的效应。印度的研究人员近日发现水果可治疗不育问题。有些水果,如西瓜、葡萄、番茄和某些贝壳类动物体内发现的番茄红素,可以增加不育男性的精子数量。

68 补充锌对男性精液精子有益吗？

锌是人体的必需微量元素之一，参与多种酶的活性和许多生理过程。长期缺锌可以影响垂体的功能，使促性腺激素的合成和分泌减少，精子生成障碍，不仅精子数量减少，而且死精子过多。此外，缺锌可使前列腺液中的酶活性发生异常改变，影响精液的液化和精子的正常运动，使精子的顶体功能异常，泳动和穿透卵子的能力下降，从而影响受孕。因此男性不育患者，应注意多食用一些富含锌的食物，如牡蛎、牛肉、鸡肉、动物肝脏、蛋黄、猪肉、花生、核桃等，以补充体内锌的不足。

69 为什么不育症患者饮食中要注意增加硒的摄入？

硒作为一种矿物质，是人体的必需微量元素。硒具有增强精子活力和性功能的功效，所以人们称硒为"男性的体内黄金"。医学研究人员观察男性不育1000例，发现37人的精液中硒含量不足。硒是影响精子产生和代谢的一系列酶的组成成分，缺硒可致精子生成不足。研究证实，硒是对抗某些精子毒性作用的代谢元素，可避免有害物质伤及生殖系统，可维持精子细胞的正常形态。缺硒可影响精子活性；使体内代谢紊乱，脂质过氧化物代谢产物丙二醛生成过多，使细胞生物膜受损，细胞、体液免疫功能下降，从而影响胚胎正常发育。因此，不育男性在日常的饮食中不可偏食，应注意多吃富含硒的食物。含硒较多的食物有豆类，如红豆、绿豆、芸豆等；谷类有小麦胚粉、玉米面、带皮的糜子、籼米粉等；蔬菜类的食物有油菜、苜蓿、菠菜、大葱和白菜等；水果类的食物有桑葚、桂圆、苹果、海棠、杏等；蛋类的食物有鸡蛋、鸭蛋、鹅蛋和鹌鹑蛋等；肉类的食物有猪肾、牛肾、羊肾、猪肉、羊肉、驴肉、鸭肝和鸡肝等；鱼虾类的食物有鱿鱼、海参、蛏子、贻贝、梭子蟹、秋蛤蜊、牡蛎、海蟹等。

有助于不育症患者康复的药膳有哪些？

肾精亏虚型

［临床表现］婚后久不生育，阳痿、遗精、早泄、精液量少、活动力低下、伴头晕、神疲、腰腿酸痛、舌质淡红、苔白、脉沉细无力。

（1）枸杞黑豆糯米糊：黑豆 30 克，绿豆 30 克，淮山药 60 克（切片），桑椹子 30 克，枸杞子 30 克，糯米粉适量。前 5 味加水适量煮熟，再加糯米粉煮沸搅匀即成。每日 1 料。

（2）枸杞子炖鸽蛋：枸杞子 15 克，龙眼肉 15 克，菟丝子 15 克，五味子 10 克，鸽蛋 4 枚，白糖适量。鸽蛋煮熟去壳，同枸杞子、龙眼肉、菟丝子、五味子共炖，加糖食用。每日 1 次。

（3）核桃五味子蜜糊：核桃仁 8 个，五味子 5 克，蜂蜜适量，洗净捣成糊状服食。

痰湿内阻型

［临床表现］婚后不育、阳痿、早泄、精子数量少、活力低，形体肥胖、痰多、胸闷恶心、眩晕、头重、气短懒言、食少多痰、舌质淡

红、苔白腻、脉弦滑。

（1）淮山大枣藕粉糊：淮山 60 克（切片），大枣（去核）5 枚，核桃仁 3 个，藕粉 50 克，前 3 味先煎熟，后加入藕粉煮沸搅匀即成。每日 1 料。

（2）淮山薏苡仁萝卜粥：大萝卜 1000 克，薏苡仁 30 克，淮山药 20 克，大米 50 克，萝卜煮熟绞汁，与薏苡仁、淮山、大米一起煮粥食用。

肾阴亏虚型

［临床表现］婚后不育、腰膝酸软、神疲乏力、头晕目眩、性欲减退或亢进、遗精、精子数量少、活力低、精液量少、五心烦热、夜寐不安、舌质红、苔少、脉细数。

（1）淮山海参粥：淮山药 30 克，海参 30 克，莲子 20 克，大米 60 克，冰糖适量，煮粥食。每日 1 料。

（2）枸杞海参粥：海参 30 克，枸杞 30 克，淮山药 30 克，糯米 100 克。将海参浸透、剖洗干净，切片煮烂；将糯米、淮山药、枸杞子煮成稀粥并与海参混合再煮片刻，调味食。每日 1 料。

以上食疗方，须在医生的指导下选用，不可乱用。

 附睾炎性不育症患者应注意哪些生活调理？

附睾炎是男性生殖系统感染中常见疾病之一，多发生于青年或中年人。附睾是精子成熟的部位，又是精子贮存的场所，具有与精子成熟、获能相应的多种生理功能。附睾的炎症可影响附睾功能，改变附睾内环境，从而影响精子成熟，使其受精能力下降；炎症也可致附睾管堵塞，影响精子的输出，这些均可造成临床上不育。对于由附睾炎引起的不育症患者，除积极治疗附睾炎外，还应注意以下生活调理：

（1）禁烟、酒和辛辣等刺激食物的刺激。

（2）多饮水，防止尿路感染。

（3）急性期忌性生活，慢性附睾炎禁止性生活过频，以免引起局部充血，增加感染概率。

（4）避免长时间久坐、骑行及各种对会阴部位的压迫活动，以免导致局部充血，引起各种不适或者感染。

（5）锻炼身体，增强体质，预防感冒。

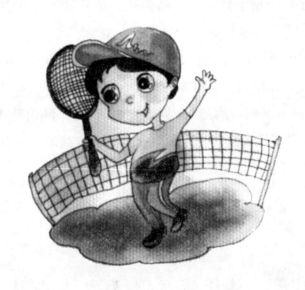

72 精索静脉曲张术后如何调理？

精索静脉曲张为男性精索静脉产生不正常的肿胀。一般年轻男性约10%会有精索静脉曲张的现象，且90%以上位于左侧，两侧皆发生精索静脉曲张的病患约占 10%，单纯发生于右侧的病患极少。精索静脉曲张是男性常见的泌尿疾病，亦为导致男性不育的原因之一。男性不育症的患者中，20%~40% 罹患精索静脉曲张；而 65% 精索静脉曲张的患者，其精液质量亦较正常人差。主要是因血液的淤积使得睾丸温度上升，而影响睾丸产生精子的能力。其他如血液淤积所造成的睾丸缺氧，与来自肾上腺的代谢物逆流入睾丸及整个下丘脑－垂体－睾丸功能的改变，都可能是精索静脉曲张造成不育的原因。在接受外科手术治疗后，70% 的患者之精液质量可获得改善，受孕率则提高至40%~50%。

精索静脉曲张手术后应该注意自我的生活调理，下面简介如下：

（1）保持积极乐观的心态，减少紧张情绪。

（2）生活要有规律，严禁吸烟、酗酒、熬夜，以避免其对男性生育功能的危害。

（3）注意休息，术后半年避免重体力劳动，3 个月内禁止性生活。

（4）多饮水，多吃新鲜蔬菜、水果和海产品，忌食辛辣刺激性食物。

（5）养成良好的卫生习惯，男性应每天对包皮、阴囊进行清洗，避免穿紧身而透气性差的裤子。不骑自行车、驾车、坐沙发等。

（6）术后避免剧烈活动和长期站立，以防复发。

（7）术后还可以配合中药治疗，有助提高精子质量。

（8）定期门诊随访，根据医生的意见定期复查精液常规。

 前列腺炎不育怎样进行生活调养？

前列腺液是精子存活的必要条件，因为其中所含的酶、卵磷脂和微量元素可以给精子提供能量和营养,当患病时这些营养物质分泌下降,可导致精子的活力降低。同时前列腺炎患者体内酸性物质增多,使得精液的酸度也增加,不适宜精子存活,导致精子活率下降。前列腺炎还影响患者精液液化过程,使精液液化不良或不液化,精子的游动受影响,从而导致不育。此外,因感染了病原微生物(如细菌、衣原体、支原体等)导致的前列腺炎患者中,前列腺液含有的病原微生物及细菌毒素进入精液后,可以直接杀死精子,造成死精、畸形精子、精子活力下降,产生抗精子抗体,也导致男性不育。

当罹患前列腺炎,并且引起精液的异常甚至已经造成男性不育,除正规的医学治疗外,还应做到以下几个方面的调养:

(1)保持清洁:经常清洗外阴,包皮过长者,应翻开包皮用清水冲洗,防止局部的感染;男性的阴囊伸缩性大,分泌汗液较多,容易藏污纳垢,应注意清洁。

(2)不久坐憋尿:一旦膀胱充盈,有尿意,就应小便,憋尿对膀胱和前列腺不利。在乘长途汽车之前,应先排空小便再乘车,途中若小便则应向司机打招呼,下车排尿,千万不要硬憋,避免上网游戏或打牌憋尿。

(3)节制性生活:性生活要适度,不纵欲也不要禁欲。有规律的排精有助前列腺功能的恢复。性生活频繁会使前列腺长期处于充血状态,不利前列腺炎的康复。尤其是在性欲比较旺盛的青年时期,注意节制性生活,避免前列腺反复充血,给予前列腺充分恢复和修整的时间。但过分禁欲会引起胀满不适感,反而对前列腺炎康复不利。禁止不洁的性生活,以防止感染。

(4)避免熬夜久坐:熬夜能够导致人体抵抗力下降而导致炎症发生或者更容易复发,此外久坐时,人体上半身的重量全压在下半身,会导致前列腺受到的压力增大,容易导致前列腺血液循环不畅,代谢产物堆积,使得前列腺腺管阻塞,腺体分泌的前列腺液排泄不畅,从而导致前列腺慢性充血，不利前列腺炎的治疗。

（5）适当的运动：体育锻炼能提高抗病能力，可以改善血液循环，使前列腺液分泌更旺盛，有助于前列腺的炎症消退。此外，剧烈运动也会造成前列腺的充血、水肿，使不适的症状加重。因此，运动量的大小和运动强度都要适度，最好每天坚持半小时左右。运动强度靠自己的习惯和年龄来调节，不要太剧烈。

（6）生活规律：养成良好的饮食和起居习惯，饮食多以清凉、清补之品为主。禁忌或少食煎炒油炸、辛辣燥热之物。以免引起前列腺充血；多吃鲜果蔬菜和生果仁，如苹果、芝麻、南瓜子等。禁酒、少喝咖啡、浓茶，将有助于慢性前列腺炎的治疗，减轻慢性前列腺炎的症状和防止复发。平时多饮水，稀释尿液的浓度，通过尿液经常冲洗尿道，帮助前列腺分泌物排出，以预防感染。预防感冒，不要久坐在阴冷寒湿之地，因为寒冷可以使交感神经兴奋增强，导致尿道内压增加而引起尿液逆流。

（7）树立信心，乐观对待：慢性前列腺炎是一种相当常见的、不威胁生命的疾病，部分患者可能自行缓解，并非所有患者都需要治疗。目前没有充分证据表明前列腺炎会癌变。

（8）坚持治疗，不要半途而废：治疗应遵从医嘱，按时复诊，对慢性前列腺炎应采取综合治疗的方法，治疗目标主要是缓解疼痛、改善排尿症状、提高生活质量。症状的缓解程度是评价慢性前列腺炎治疗效果的主要依据。

 74 避免农药、环境污染等对精子的影响

多种农药、环境污染因素可影响精子发生过程，主要有化学因素、

物理因素和生物因素三大类。在日常生活中应该尽量避免农药，以及环境污染对男性精液的影响。

（1）常见的有环境内分泌干扰物（EED）：来源于石油、电子、塑料、涂料、农药和医药等产品中，在造纸、冶炼、化工、垃圾处理、汽车尾气排放、吸烟和制药等过程中产生。通过职业性和生活性接触，对精子发生产生影响。

（2）金属元素：已发现有生精毒性的有铅、锰、铬、汞、钴、镉等。

（3）吸烟及其烟雾：精原细胞染色体畸变率和精子畸形率随吸烟的浓度而上升且呈正相关。

（4）环境温度：蒸气浴、穿紧身裤、高温作业等可导致阴囊环境温度过高，从而影响生精过程。避免使用电热毯，以免引起阴囊温度升高，影响精子功能，少洗桑拿浴或者泡热水澡。应该穿宽松、透气性良好的内裤和裤子。

（5）电离辐射：生精细胞对电离辐射作用非常敏感，如X线等对生精过程有多方面影响，可抑制睾丸间质细胞产生性激素，使生精细胞染色体发生突变。

（6）其他：如噪声、振动、微波等对精子发生也有阻碍作用。

75 适当运动，增强体质，增加精子活力

合理适当的运动，对于增强男性体质有重要的作用，男性体质增强，肯定有利于生精功能，从而提高精子活力。

制定适合自己的运动量，锻炼强度要适中，避免运动过量及运动量

过少；每个人的体质不一，所以制定个体化的运动方案是比较科学的。

选择有益的运动，例如慢跑、太极等，避免激烈的运动，如马拉松仍然会使睾丸的温度升高，破坏精子成长所需的凉爽环境。剧烈运动时，体内的葡萄糖在缺氧的状态下发生无氧酵解，同时产生大量乳酸等酸性代谢产物。这些酸性代谢产物随血液循环进入睾丸后，会导致氧化应激的发生，会对精子产生不良影响。骑车还会使脆弱的睾丸外囊血管处于危险之中，长距离的骑车还会对阴部有压迫，容易导致局部充血，因此，建议骑车时要穿有护垫的短裤，并选择减震功能良好的自行车。

推荐每次进行中等强度锻炼 30 分钟，一星期至少要有 5 天进行锻炼。每次锻炼的强度可以通过心率来观察，心率不要超过 170 减去年龄所得的数值，以免强度过大。运动应循序渐进，一开始锻炼强度不宜过大，时间也不宜很长。锻炼的强度和时间要逐步增加，逐渐养成坚持运动的习惯，不要三天打鱼，两天晒网，也要注意防止运动损伤。

要选择自己喜欢的锻炼方式。可以选择有氧锻炼，如快走、跑步、游泳等。也可以选择身体灵活性的锻炼（如伸展运动）和力量训练等。可以几种锻炼方式交替进行，那样就不会感到枯燥乏味。较大强度的家务活也可以作为锻炼方式。

找一个方便的时间和地点进行锻炼。尽量养成习惯，但是也要注意灵活调整。如果错过了一次锻炼，要设法在其他时间补上。可找妻子或亲友一起锻炼，那样可以互相监督，也能让锻炼更有趣些。

 为什么说不合理的运动方式是生殖慢性毒药？

（1）避免激烈的运动：运动是身体保健的重要方式，可万事都得有个度，运动过度也会有许多不良的后果，其中就包括导致男性不育。剧烈运动时，体内的葡萄糖在缺氧的状态下发生无氧酵解，同时产生大量乳酸等酸性代谢产物。这些酸性代谢产物随血液循环进入睾丸后，会导致氧化应激的发生，会对精子产生不良影响。国外有研究表明，那些每周骑车超过 180 英里的男子的精子不到正常值的 4%，这意味着他们当父亲的机会极低。男性朋友在准备要孩子前 3~6 个月最好避免经常进行篮球、长跑等剧烈活动。

（2）制定个体化运动方案：例如大多数糖尿病患者需要进行适当运动来控制血糖，延缓糖尿病及慢性并发症进展，但是某些糖尿病患者在某些特殊阶段并不适合运动；此外每个人的体质不一，所以制定个体化的运动方案是比较科学的。

（3）避免对会阴部有压迫，容易导致局部充血的运动，例如骑马、骑自行车、久坐等。避免高温类的活动，例如高温瑜伽、局部热疗等。连续骑自行车不要超过 30 分钟，如果车程超过 30 分钟，每骑行 30 分钟后，可中途下来，推车走 5 分钟。购买自行车时，选择较宽的车座。一些新型自行车车座中央有孔，这种"中空式"车座也是不错的选择。最好购买安装有良好减震装置的自行车。骑自行车，尤其是山地车时，要用手臂、双腿作支撑，尽量不要把所有的重量都放在车座上。

第六篇　纠正认识误区

 77 男性不育症就是指没有生育能力吗?

　　当得知自己患了不育症，你的第一反应是什么？可能有一部分男性朋友彻底绝望了，觉得自己生育后代无望，绝种了。其实并不是这样的，大部分男性不育症患者通过治疗是可以获得生育能力的，这就是为什么把男性不育症分为绝对不育症和相对不育症两种。绝对不育症是生育能力完全丧失，目前对其没有有效的治疗方法，该类型的疾病有：无睾症、严重的先天性睾丸发育异常、某些遗传性疾病等。对于这类患者，要能够面对现实，放弃治疗，避免无休止地四处求医问药，白白浪费精力、财力。如果有养育子女愿望的，领养小孩或者利用他人捐献的精子通过人工授精使女方怀孕也是可以考虑的。而相对不育症的患者是具有生育能力，只是生育能力低于使女方受孕所必需的条件而导致的不育，常见表现有：少精子症、弱精子症、畸形精子症、精液不液化、某些性功能障碍导致的不育等。这类患者经过积极药物治疗或辅助生殖技术，绝大部分可以达到令女方受孕的生育能力，从而拥有健康的小宝宝。所以男性不育症的患者要正视自己的疾病，不能消极对待，到正规医院进行检查、治疗，生育孩子不是幻想！

78 不育症会遗传给后代吗？

随着现代科技的发展，"试管婴儿"人工辅助生殖技术的出现，给不育症患者带来了希望，但是有人担心"试管婴儿"会不会和自己一样患有不育症，害怕自己不好的基因遗传给后代，这种担心也不是空穴来风。怀特赫德生物医学研究所研究显示：一些 Y 染色体微缺失（一种与生育能力有关的基因缺陷）的不育男性通过辅助生殖技术得到一个儿子，经过基因检测这个儿子同样继承了父亲的 Y 染色体微缺失。所以，从遗传学角度来看，父亲能够将他们的不育症基因遗传给他们的儿子。但我们不应该将其夸大，因为事实并非如此，医学研究发现，绝大部分患者是由于疾病、外伤、环境等因素而罹患了不育症，机体本身并没有上述的基因缺陷，这些患者经过积极治疗后得到的后代，并不会出现父亲那样的不育症。因此，只有检测出基因有缺陷的不育症患者，才有可能遗传给后代，而大部分不育症是不会遗传给后代的。

79 性生活能排出精液，就能生育吗？

很多男性认为自己身体很健康，性生活时也有精液排入女方阴道，没能怀上小孩，问题肯定出在女方，带着妻子去各家医院检查治疗，几年下来妻子肚子一点动静也没有，而自己却从没去医院检查过，就连基本的精液常规检查都没有。你可知道？精液是由精子和精浆组成，其中精子仅占5%左右，其余均为精浆。精子与卵子结合即是受孕的开始。如果精液里没有精子，如无精子症，即使性生活排出精液，也无法使女性受孕。精液里虽然有精子，但是精子质和量出现了问题，如少精子症、弱精子症、畸形精子症，这些精子无法与卵子结合，也不能使女方受孕。有些人精液中虽然有正常精子，但是自然受孕条件下并没有使女性受孕，这是什么原因呢？那是因为精浆出现了问题。分泌精浆的附属性腺有炎症或缺陷，影响了精液的黏稠度、液化时间等，精液中的精子被束缚，无法通过女性生殖道与卵子结合，自然受孕条件下无法使女性怀孕。所以，性生活能排出精液，不一定就能生育，精液中的精子和精浆是否正常才是关键。

 80 男性没有性高潮就不能受孕吗？

要想弄清楚这一问题，首先我们需要了解自然受孕需要具备的条件：①精液正常并含有正常精子；②精液射入女性生殖道；③卵巢排出正常卵子；④精子和卵子能够在输卵管相遇并结合形成受精卵；⑤受精卵能顺利输送到子宫腔以及子宫内膜适合受精卵着床。以上环节中任何一个不正常，都不会成功受孕。男性性高潮与射精是两回事，正常男性的性高潮大部分以射精表现，射精过后也是性高潮的结束，此时阴茎会逐渐脱离勃起状态。但是有的人由于勃起硬度不够坚挺，虽然有射精，但是自我的愉悦感（高潮）很差或根本就没有。所以说，即使没有高潮的感觉，但是如果把精液射入女性的生殖道这样就有怀孕的可能性。

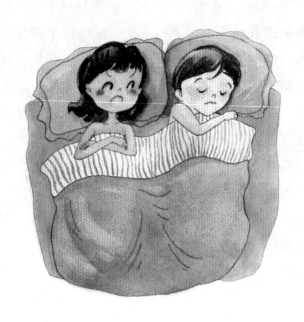

 只要以前有使女性怀孕的经历，就不会得
不育症吗？

首先，我们必须明确，这种观念是错误的。在临床上我们经常碰到一些男性朋友说以前使女性怀过孕，现在却被诊断为不育症，觉得难以理解，我们将这种情况称为"继发性不育症"。这种情况出现的原因有很多，也很复杂。很多的疾病或因素都可以引起继发性的不育，如：内分泌疾病（导致男性性激素紊乱，睾丸不能正常生产精子）、输精管道的梗阻、生殖道的感染（感染生殖管道的细菌、病毒等有害物质混迹于精液当中，破坏了精子的生存环境，影响精子功能）、睾丸生精功能异常、免疫性不育、性功能障碍、生活环境污染、工作环境有害物质的影响等等，其中，相当部分的男性是因为不注意生活细节，不良生活习惯积累而发病的。继发性男性不育症在明确病因后，通过积极的治疗，绝大部分患者是可以治愈并恢复生育能力的。所以，男性朋友需要注意保健和预防，改掉不良生活习惯，警惕在无声无息中失去了你的生育能力！

 82 不良的性爱方式会导致不育吗？

哺乳动物都是通过交配繁衍后代，人类也不例外，性生活是我们哺育后代所必需的，同时也是增进夫妻感情的一种方式。但是不良的性生活方式也可引起不育的发生，因此医生们在给计划怀孕的夫妻指导中，了解不良性生活方式是十分重要的。如：性交次数过于频繁，可诱发前列腺炎，进而影响精子质量，还可以导致精液中精子数量减少，质量降低，甚至射出的精子是发育不成熟的幼稚型精子，进而无法与卵子结合而不能让女方受孕；反之性交次数过少，精、卵相遇的机会也少，也不容易受孕。另外，性交次数过少，造成性交间隔期过长，精子得不到更新而"老化"，排出的精子质量"大打折扣"，同样不利于怀孕；再则就是在性交过程中犯了"技术性错误"，例如不在阴道内性交，性交体位不利于精液到达宫颈口（女上位，不利于精液池的形成，并且精液容易从阴道中流出，不利于受孕）等；性交疼痛，常见于女性性功能障碍，轻者影响性快感，重者不能性交，因而不能受孕，还影响夫妻感情；不洁性生活、性伴侣太多、性生活过早，这些情况使得病原菌更容易感染泌尿生殖道，损害生殖功能，甚至导致性病。

做了男性输精管结扎手术后就不能
生育了吗?

　　输精管结扎术是一种简便易行、安全可靠的节育措施。其机制是通过阻断精子的输出而不是通过手术剥夺生育能力来达到避孕目的,不影响生精能力。事实上只有少数人选择通过输精管结扎术来实现避孕,人们错误地认为输精管结扎不但会影响性功能,而且认为结扎后自己就再也不具有生育能力,这种错误的观念使得这种非常简便、有效的避孕方法难以推广。随着医学技术的不断发展,输精管吻合术的成功率已达到非常高的水平。输精管绝育术后若遇到需要再育的情况时,如一些夫妇丧失子女需要再次生育,可以做输精管复通术,打通输精管,只要男性生精功能正常,能够产生正常精子,是可以再次让女方自然受孕的。另外,万一手术复通不成功,还可以借助人工辅助生殖技术进行治疗,同样可以达到生育的目的。

 不育症治疗期间要不要禁房事?

　　这点我们必须明确,不育症的治疗期间,是不需要禁房事的。人们之所以有这种疑问,大多数是考虑用药期间如果怀孕,胎儿会不会因为用药的关系而出现畸形。通常医生会选择增加精子数量和提高精子活力的药物,研究并没有发现这些药物有致畸形的作用。治疗期间药物能显著改善男性精子质量,但是停药后精子质量又会迅速下降,因此在服药期间受孕机会最大。另外，在治疗弱精症期间，可适当进行性生活，这样不仅会促进精子的新生还会提高精子的代谢，如长时间不同房则会导致精子质量更差。所以，男性不育症治疗期间要有适度、有效、和谐的性生活。另外，在治疗期间配偶应该密切配合，坚持测定排卵期，在排卵期前后适度增加性生活次数，可以增加受孕机会。

85 精液检查结果不达标，怀孕真的就"无望"吗？

精液检查可以初步了解和评价男性的生育能力。因其方便、快速而且能够很好地反映男性精子和精液情况，临床上将其作为男性不育症患者首查和必查项目。精液常规检查的项目包括精液量、外观、酸碱度、液化时间以及精子密度等，这些指标与男性生殖功能密切相关。

值得注意的是一次精液检查结果异常，并不能反映真实的情况，有些患者在拿到第一次的精液常规检查报告后，就急于要知道自己的情况好不好，可不可以使女方怀孕。我们知道，男性的精液的状况受其他因素的影响是非常大的，取精与上次射精的间隔时间、取精前2周有无洗桑拿、有无服用影响精子活力的药物、检查的人员机器等因素有密切的关系。所以，一次精液的检查有时不能完全正确反应精液的真实状况。为此，世界卫生组织特别要求精液常规检查要在2周内连续检查2次以上才可以根据结果下诊断。所以，我们在拿到报告后不要急于下结论，特别是结果不正常的，有时要连续3次才能明确。

如果精液检查结果仍然是不正常，精液检查结果不达标，说明生育能力降低，没有使女方怀孕的原因极大可能出在男方，应该进行进一步检查找出病因，积极治疗，怀孕还是"有望"的。

治疗不育症中药和西药能一起吃吗？

不育症的治疗中，西药主要是针对前期检查出来的病因，进行对因治疗，比如有病原微生物感染的使用抗生素杀灭病原菌，有内分泌功能失调的使用生殖激素类药物调节内分泌到正常水平，另外还有防止精子在体内被氧化损伤的维生素 C、维生素 E，补充生精过程中的原料物质如锌、硒、钙、铁、镁等。而中药是通过对身体的辨证后进行整体调理，使个体阴阳平衡，自然恢复生育能力，有些中药（常见的补肾滋阴壮阳中药）和方剂的研究证实对男性生精功能确有一定的恢复和促进作用，因此也被广泛应用于临床。目前中西医结合治疗在男性不育症中有独特的优势，通过中医的整体辨证调理加上西医的病因治疗，取长补短，发挥各自优势，成为诸多临床医生治疗本病的首选方法。因此，中药和西药在医生指导下是可以一起吃的，但是要注意的一点是，为了避免中西药之间的药物反应，最好两种药物在服用时间上有半小时以上的间隔，西药应该用白开水冲服。

男性不育症都是肾虚吗？

中医认为肾藏精，为先天之本，肾精充盛则全身生长发育良好，精力旺盛，自然生殖功能正常。一旦肾精亏虚，全身功能状态低下，容易引起不育症，临床中许多不育症患者表现有不同程度的肾虚。但是并非只有肾虚可以引起不育症，不育症患者并不是都是肾虚。其他湿热、瘀血、肝郁等都可导致不育。

中医学讲究的是辨证论治，要依据患者不同的临床表现来判断其证型，从而明确诊断。其他如湿热下注、气血亏虚、瘀血阻络、寒凝肝脉等也可引起男性不育症，此类患者倘若服用补肾药，中医上讲很可能会"留邪于内"，使病情复杂化，治疗起来更为棘手。所以，一味的补肾是不可取的。

 "试管婴儿"与自然出生的宝宝有区别吗？

"试管婴儿"辅助生殖技术给不育症患者带来了希望，但是也有人会担心"试管婴儿"长大后会不会像父亲一样患有不育症或者智力低下，甚至出现畸形。

1978年7月26日，世界上首名试管婴儿路易斯·布朗在英国诞生。2013年10月，国际辅助生育技术监控委员会发表报告指出，全球的试管婴儿已超过500万。美国2009年的一项较大规模的研究也得出了和欧盟一样的结论，试管婴儿和自然孕育的孩子并无实质性差异。就目前看来"试管婴儿"辅助生殖技术对那些不能通过药物或者手术方法治疗的不育症患者是一个很好的选择，目前还没有证据表明试管婴儿与自然生育的后代有什么异常。

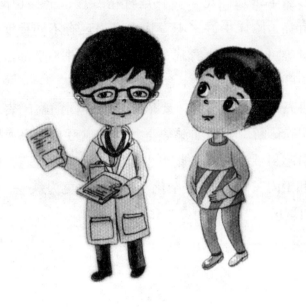

 包皮过长会影响生育吗?

正常男性在青春期发育后，龟头全部或大部分露出，如果不能露出龟头，包皮仍然包裹住全部或大部分龟头，但用手能上翻包皮或勃起后包皮上翻能露出龟头，称之为包皮过长。包茎是包皮完全包裹龟头，包皮不能上翻。包皮过长和包茎是男性青少年中常见的病症。但是，由于青少年缺乏这方面的知识，加之家长疏于指导，因此很容易被忽视。

由于包皮垢等沉积物的作用，包皮过长可引发包皮炎、龟头炎、尿道炎等泌尿感染性疾病。当包茎或包皮过长时，皮脂便积聚在包皮的内面与生殖器官之间的空隙中，当尿液渗入后，就会变成包皮垢，并产生臭味。长期积存的包皮垢会变成坚硬的块状，导致包皮与阴茎头经常发炎，阴茎头受包皮垢长期刺激还可能发生阴茎癌。据报道，约有80%以上的阴茎癌患者有包茎或包皮过长病史。这些都会给生殖健康带来意想不到的影响与伤害。同时还可通过夫妻性生活将病菌带入女性体内，其中有些炎症会引起输卵管堵塞等疾病，容易造成不孕。

包皮过长和男性不育没有直接关系，就是说，包皮过长不会导致不育。但包皮里却能藏污纳垢，特别是包皮能分泌一种白色分泌物，称包皮垢，包皮垢长期刺激容易发生各种感染，导致包皮龟头炎。较严重的包茎患者因包皮开口太小，会使精液不能完全射入女方阴道，可能会导致不育。

男人都应该爱护自己的"宝贝"，检查一下自己是否包皮过长或是包茎，如果包皮过长，又反复发生包皮龟头炎症，或者是包茎患者，建议还是尽早去医院治疗。

第七篇 寄语不育症患者

 寄语 *1* 为什么欲育，必先自我教育？

生育是夫妻双方共同的事，在准备生育前应了解相关的生育知识，有必要进行自我教育。

（1）不育男性应保持一颗"平常心"：不要"求子心切"，要让自己的精神处于相对稳定状态，以免造成太大的心理压力，因为精神情绪的变化除了使性生活不和谐，导致难以受孕之外，还可影响机体神经内分泌、睾丸的分泌功能，干扰或抑制精子的生成。喜悦的心情有益于人们的身体健康，反之，过分的悲哀、心情抑郁是会损害身体的。因此，保持心情舒畅，消除抑郁、悲哀、紧张等不良情绪，有助于生育。

（2）学习生育的相关知识：认识普通人群自然受孕的概率：3 个月自然受孕的概率为 57%，6 个月自然受孕的概率为 72%，12 个月自然受孕的概率为 84%，24 个月自然受孕的概率为 93%；而一个精子的发育成熟，大约需要 3 个月的时间；其药物治疗的时间一般为 3 个月为一个疗程。要掌握一定的性知识，了解男性生理特征和保健知识。如有关性欲、勃起、射精、性欲高潮、性生活时间及频率和应注意的问题，了解影响精子质量的原因，哪些疾病可影响生育，了解女性排卵期等，这样既有利于患者对自身疾病的了解，消除精神紧张状态，又能配合医生自我调理，有益于疾病的治疗。

（3）婚后不育，可能是女方、可能是男方或双方都有问题：不能只认为是妻子的问题，从而忽视自身的检查，有些是男性患不明原因的少弱精症导致的男性不育症。因此不能一味责怪妻子，只会批评而不敢于"自我批评"，不愿"自查自纠"。自觉"能吃能喝能做"，坚信自己没事，不愿意上医院检查、治疗，错失最佳治疗时间。尽早、主动到医院"自查自纠"，有则尽快治疗，无则帮助和鼓励妻子积极治疗。

（4）夫妻同治：在对不育男性进行检查时，同时应该对其配偶进行全面的生育能力的评估和相应的治疗。要把夫妻作为一个生育整体来考虑。双方一起到医院咨询、接受检查，以明确不孕不育原因，对夫妻双方进行综合检查后，若两个人都有问题，则需要同时治疗。夫妻同诊同治，便于医生及时了解双方治疗经过和检查结果，从中发现线索后再重点治疗女方或男方，这样可以尽快明确病因对症治疗，帮助患者缩短治疗周期，让患者少走弯路，少花冤枉钱，早日实现当父母的愿望。

（5）养成良好的习惯：改掉不良的生活习惯，增强体质。患者应戒烟、戒酒、忌辛辣之食物，生活起居养成良好的规律，加强营养，进行适度的体育锻炼。

（6）遵从医生的指导：不育症属难治疾病，切忌道听途说，误服补药。应在专科医生的指导下合理治疗。适宜手术的患者应进行手术治疗，适宜药物治疗的患者应坚持服药。必要时进行人工授精等先进治疗方法。如实在治疗无望，可按照法律程序办理领养手续。

寄语 **2** 坚持就是胜利，金石为开

男性不育是一个复杂而较难解决的综合性疾病，一般男性不育可能同时患有多种疾病，所以其治疗是一个漫长的过程。由于造成男性不育的原因比较多，基本上没有可供参考的标准治疗方案，医生只能根据患者的具体情况和自身的临床经验论治。

睾丸是产生精子的地方，精子是由生精细胞逐步分裂发育成熟的，即精原细胞→初级精母细胞→次级精母细胞→圆形精子细胞→精子，这个过程需要 4 个生精周期（人的一个生精周期 16 天），大约 64 天，睾丸产生的精子只是具备了精子的基本结构，还没有运动的能力和受精的本领，必须在附睾经过约两周的储存，才能发育为成熟的精子。因此，精子的发生过程决定了男性不育的治疗周期比较长，一个周期要至少 3 个月左右。因此，患者在治疗时一定要有耐性，对于一种治疗方案至少要坚持一个疗程，切不可打一枪换一个地方，不停更换就诊医生和医院，不仅费钱费力，还把自己的病情复杂化了。

应遵从医生的指导，合理治疗、按时服药，适宜药物治疗的患者应坚持按疗程治疗。患者在短期服药后切莫着急，一定要坚持服药 3 个月后再看疗效。有些不育症患者无明显症状、不适，工作繁忙，容易忘记服药，还有的患者由于长期的习惯影响，例如烟酒、熬夜等，短时间内难以改变，肯定会影响治疗效果，因此不育症患者一定要按时服药，家人注意提醒和监督。在治疗过程中，病情可能反复，精子质量会波动，出现精子数量或质量比治疗前更差，不要灰心或随意放弃，应与你的主治医师一起去分析原因，讨论是否应调整治疗方案。

男性不育症患者在治疗过程中要遵医嘱复查精液。精液常规检查

是诊断男性不育症原因及疗效观察的主要手段之一，精液分析是男子生育能力估计的依据。可以通过精液检查来进一步了解和寻找男性不育症的原因，同时对指导治疗和疗效观察有着重要意义。因此，男性不育症患者在治疗过程中要注意定期复查精液。不育患者每治疗一个月，进行一次精液复查，前后对比精液的质量，如果经过 1~2 个疗程的治疗，有效者可继续用药，使妻子怀孕；如果治疗 1~2 个疗程没有效果，就要考虑结束药物治疗，选择试管婴儿技术。无法手术或药物治疗的绝对不育症者，应给予人工授精解决生育问题。对于治疗无效的严重少精症，药物治疗不应超过 12 个月，建议尽早选择辅助生殖技术。

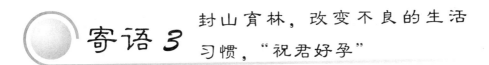

寄语 3　封山育林，改变不良的生活习惯，"祝君好孕"

　　不良的生活习惯会影响精子的生成、代谢、运输、成熟等，使精子质量下降，对生育造成影响，因此，改变不良的习惯有助于精液质量的改善。民间有俗语"封山育林"，就是利用森林的更新能力，在自然条件适宜的山区，实行定期封山，禁止垦荒、放牧、砍柴等人为的破坏活动，以恢复森林植被的一种育林方式。生育健康的宝宝之前，男士同样需要"封山育林"，需要明确的是，"封山育林"不是要求禁欲，停止性活动，而是说男性不育患者应该为生育做些准备工作，改掉一切可能影响精子质量的不良生活习惯，其目的是提高生育能力。

　　（1）为了增加受孕机会，要培育健康的精子，就要给精子合适的繁育环境。当阴囊局部受热，如用过热的水沐浴、桑拿浴、紧身裤或牛仔裤等，会引起睾丸生精功能的障碍，会有碍健康精子的产生，因

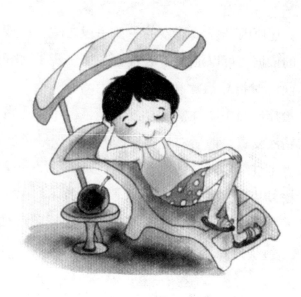

此生活中应注意避免。

（2）不要挑食，要注意营养丰富而均衡。精子的产生与饮食成分有关，食物中缺乏维生素 A、维生素 E、钙、磷、锌、锰、硒等元素，精子的产生就会受到影响，或者产生一些质量差、受孕能力弱的精子。而这些微量元素，几乎全部来自食物。因此，不育症患者应注意多吃含锌、硒多的食物，如鱼、牡蛎、动物肝脏、大豆、坚果、玉米等。

（3）注意饮食禁忌，避免食用不利于精子生成、影响精子数量、质量或功能的食品、饮料。如长期食用某些含有亚硝酸盐类食物防腐剂或间磺胺类食物有色剂的食品、生棉籽油等，可导致精子数量和质量下降。不宜多食大蒜、大豆、向日葵籽，少喝可乐等；大蒜有明显的杀灭精子的作用，对生育有着不利的影响，故不宜多食；大豆中的某些成分能造成精子数量下降，从而影响男性的生殖功能；向日葵籽的蛋白质部分含有抑制睾丸成分，能引起睾丸萎缩，影响正常的生育功能，故育龄青年不宜多食；可乐里所含的咖啡因等成分，对精子有杀伤作用。巧克力、咖啡、浓茶以及功能性饮料等，对精子也有杀伤作用，建议少喝为好。

（4）远离产生辐射、电磁波强的仪器设备。电磁波辐射强度>2 毫克斯时，生精上皮细胞受损。各种家用电器的使用，将人类置于"电子雾"的包围之中，使睾丸生精细胞受到电磁波的辐射，影响睾丸生精功能。X线可造成精子畸形、质量下降，破坏生精细胞的遗传基因，造成胎儿畸形、流产、早产、弱智。妻子怀孕前半年丈夫不要接受放射线检查、照射，避免陪患者去有放射线的地方；使用手机和上网都会受到辐射，应减少上网，手机不要放在裤兜内。经常携带和使用手机的男性，精子数目可减少3成，令生育能力下降。研究还显示，把手机系在腰带或放在裤袋，危害更大。手机在待机状态下也可对男性生育能力造成损害。因为虽然手机不在使用中，但它也会不断发射信号，与最近的无线电波保持联络。

（5）育龄期男性在"造人"前3个月，须戒烟、严禁酗酒。烟叶中的尼古丁有降低性激素分泌和杀伤精子的作用。因此为保护个人及下一代的身体健康，尤其是育龄期男性要坚决戒烟或减少吸烟数量，积极创造条件消除吸烟对身体健康的危害。酒精能影响精子，慢性酒精中毒者中，70%的精子发育不良或丧失活动能力。

（6）要注意对睾丸等生殖器官的保护，避免受到外界的任何伤害，避免房事不当或过频、性交中断、手淫过度或房事不规则，会导致性器官的不正常充血，均不利于精子生成。

（7）避免熬夜。生精主要在夜间进行，长期熬夜、睡眠不足，致使生物钟紊乱，内分泌紊乱，进一步使生精功能发生紊乱。长期如此，就会导致精子的生成障碍，出现精子活率低、活力差，甚至精子密度降低。另外夜间是人体器官、组织、细胞自我修复的最佳时间，正常睡眠可以使修复正常进行，熬夜则会导致人体自我修复紊乱，可能引起精子畸形率提高等严重问题。在男科门诊，经常发现前一晚熬夜后出现精子明显低于平常的现象。偶尔熬夜，精子质量差的问题还可能得到修复，如果长期熬夜，昼伏夜出，就可能导致不可逆性的生育功能障碍。避免熬夜，避免昼伏夜出，保持正常的作息规律，保证夜间充足睡眠。

（8）避免骑车久坐。骑自行车时，车座正好压迫尿道、阴囊、会阴部位，长途骑车，使上述部位充血，可影响睾丸、附睾、前列腺和精囊腺的功能；骑车的颠簸震荡，还会直接损害睾丸的生精功能。

 寄语 4 掌握时机，提高受孕率

治疗不育症切忌急躁，夫妇双方应密切配合、过好适度、有效、和谐的性生活，增加受孕机会。

（1）受孕时机有讲究：男子的精子随时都在生成，每日都可排出，一个健康的男子，每秒钟能生成 1000 多个精子，每天能制造出一亿多个精子。比起男子来，妇女生产的卵子数就少得可怜了，正常妇女每个月仅发育成熟一个卵子，一年排出成熟的卵子约 12 个，即有 12 次机会受孕。因此选择好排卵期性交，准确抓住排卵日期安排性生活就是抓住了受孕的最佳时机，可提高受孕率。如女方月经周期为 28 天，在

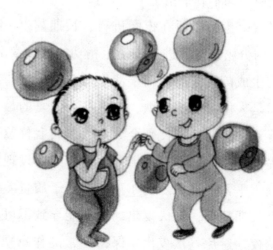

月经来潮那天开始算到第 14 天为排卵日，月经周期不足 28 天，计算方法可相应改变。每个月经周期一般只排一次卵子，卵子的寿命为 18~30 个小时，所以应在 24 个小时内与精子相遇才能受精。精子在宫颈管中有可能存活 1~2 周，但其受精能力，一般认为不超过 48 个小时，由此推算在预定的排卵日前两天，预定的排卵日当日及预定的排卵日后一天各同房一次，受孕的机会就比较大。

（2）性生活频度：要注意性生活的频度。

过频的性生活可致精子质量下降，过少的性生活可致精子老化或减少怀孕机会，故性交频度要适宜。同房频率，没有公认的标准，美国性学专家公布了一个性爱公式："性爱频率＝年龄的首位数×9"。根据这一公式推算，一个在二十年龄段（20 岁至 29 岁）的人，他（她）的性爱公式为 2×9＝18，18 可以看成是 10 和 8 的组合，也就是说适合他（她）的性爱频率为 10 天内 8 次性生活；一个在三十年龄段（30 岁至 39 岁）的人，他（她）的性爱公式为 3×9＝27，即他（她）适合在 20 天内 7 次性生活。而精子在女性体内存活的时间一般能够达到 2~3 天，储存在宫颈黏膜隐窝内的精子，寿命可达 3~6 天，但具有较强受精能力的时间是 1~2 天，也就是说只有在妇女排卵前后 1~2 天内性交，才有可能受孕。这点对指导不孕不育夫妇性生活来说十分重要。有些夫妇双方生育功能均无问题，但由于忽略了受孕时机而婚后数年不孕。故建议欲受孕的夫妻，每周性生活次数应 2~3 次为宜，这样可使女方体内每天有成熟的精子储存，以增加受孕的概率。

（3）性生活助孕技巧：讲究性爱艺术。性交时阴茎抽送幅度不宜太大，射精前几秒钟阴茎切莫抽出后再插入然后射精，性高潮反应消退后，不要急于抽出阴茎，以防小气泡进入阴道致使精子失去活力。有些人错误地认为经期同房可提高怀孕率。经期同房可导致阴道炎、宫颈炎甚至输卵管炎症，导致输卵管堵塞而致不孕。有些夫妇为了预防尿路感染，养成性交后立即起床排解小便的习惯，从卫生角度看，无可厚非。但对于不育夫妇来说，为增加怀孕几率，尤其在排卵期性交，应在性生活前洗澡或阴部清洁，避免性生活后立即洗澡清洁。对于两地分居夫妇，探亲尽量避开女方经期。

（4）选择合适性交体位：想要孩子，最宜选择屈曲位。屈曲位就是让女性的阴道和床成垂直角度，并让阴道口大开，而男性、女性之间保持不平行的姿势，且尽量以垂直的方式进行性交运动。此时女性可两脚勾住男性的双肩，以利性交活动的进行。由于阴道与床呈90度角，所以男性射出的精液不容易流出阴道，因此是最佳的受孕体位。性交射精后，妻子的臀部可适当垫高10厘米，保持平卧1小时，这样可防止精液大量外溢，有利于保持精液的浓度，有利于受精。避免最不容易受孕的性交体位——站立体位，因为性生活时女性生殖器官下垂，性交结束后绝大部分精液随着阴道而流出体外，受孕概率是极低的。

 寄语 5 选择正规的医院

不育症患者常常由于受到社会与家庭的压力，思想负担较重，容易道听途说而去投医，甚至去求神拜佛或服用所谓的"秘方"，结果延误诊治时间。乱投医乱服药，不仅会失去治愈的时机，而且会造成极大的经济损失。因此，不育症患者，应到有资质的、有条件检查的医院就诊，到正规的医院寻求医生的帮助，医生会根据病情，建议你做什么检查，采用怎样的治疗，得到医生相关的帮助和指导，切记不要盲目听信偏方或自己乱买药吃，病急乱服药。

目前，有些"医师"打着"专治不孕症"的牌子到处散布广告，自称神通广大、家传祖方或秘方，其实都是不可信的。有些网络广告和网络医疗资讯不断传播"男科疾病危害"的信息，使人们对男科疾病存在很多认识上的误区。

那么我们怎样才能获得可靠的诊治信息呢？

一种就是直接去专科医院的男科门诊向医师咨询，但尽量去一些诊治水平更专业的医院男科门诊；如果没有男科门诊，可以去泌尿外科等相关科室。

另外，很多人在去医院之前会在网上搜索相关信息，通俗易懂的科普知识为很多男性解除了谜团和认识误区，更好地保护了隐私，被大众所接受。在网上搜索信息时一定要去伪存真，不要被误导，尽量去正规医院的咨询平台，如男性不育症网（http://www.maleinfertility.org/）。其次，尽量访问在民政部注册的学会的网站；最后，尽量浏览《生命时报》《健康时报》这样的专业报纸的网站，尽量不要相信具有广告性质的报道等。

 寄语6 选择"适宜"的时间生育

有人研究发现，最佳婚龄女性为 23～25 岁，男性为 26～28 岁。这是因为孩子的智力与体质除了与遗传、教养、环境和营养有关外，与父母的生育年龄也有很大关系，而认为新婚马上受孕是不利的。因为此时男方体力、精力消耗巨大，他们长时间忙于操办婚事，机体处在极度的疲劳状态，排出精液中的精子活力差。新婚受孕后，由于不能控制感情，受孕早期的频繁性交，易引起流产，也可影响胎儿的正常发育。此外，旅行结婚更不宜怀孕。曾有人调查 200 对旅行结婚的夫妇，其中先兆流产发生率竟达 20%，患其他疾病的占 8%。所以，专家指出旅行结婚要采取避孕措施。另外，有人认为受孕时间应避开 1~5 月份，6~7 月份则较为适宜，这是因为在此期间受孕早期的几个月是市场上供应蔬菜、瓜果的旺季，气温宜人，待到来年的春暖花开季节，又为孕妇分娩创造了良好的外部环境条件。

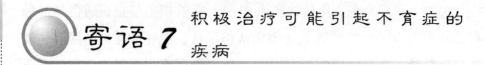

寄语 **7**　积极治疗可能引起不育症的疾病

很多疾病可导致男性不育症，须积极治疗原发病。

精索静脉曲张可致静脉淤滞引起缺氧。血管活性物质、肾上腺及肾代谢物反流，睾丸温度升高等因素均可使曲细精管上皮变薄，损伤睾丸生精功能，引起内分泌障碍，干扰精子发生，使小头精子比例明显增加，故应积极治疗精索静脉曲张，以防睾丸进行性损伤，对伴睾丸萎缩的患者，可改善睾丸的生长发育。

慢性前列腺炎可通过多种途径影响男性生育力，包括精液中离子成分、酶、蛋白质、精液中白细胞及其分泌物、代谢产物等。慢性前列腺炎患者中，精浆抗精子抗体检出率高于正常者，抗精子抗体可直接作用于精子，引起精子凝集、制动、活动力下降及精液不液化；还可引起精浆中锌、镁、钙分泌减少，可能导致精子活力下降而造成不育；使透明质酸酶、胰蛋白酶样酶分泌减少，可导致精液不液化和黏稠度增加。积极治疗前列腺炎，补充精浆中的阳离子，对治疗前列腺炎引起的不育非常重要。

睾丸附睾炎可以直接导致附睾的功能发生障碍，改变附睾的内部环境，进而影响精子的质量和活动力；还可导致附睾管道狭窄闭塞，影响精子的输出，导致梗阻性无精子症的发生。应及早医治、避免严重后果的发生。免疫功能异常使男子产生抗精子自身免疫，导致精子失活、少精和无精，阻止精卵结合。

内分泌功能障碍如下丘脑、垂体功能异常及甲状腺功能减退等，均可引起促性腺激素分泌异常，影响睾丸功能而导致不育。血精久治不愈，将影响精液质量和精子功能，所以对于血精现象应及早查明原因，及时治疗。

 ## 寄语 8 不要乱用补肾药

补肾法是中医治疗男性不育症的主要方法，由于肾有阴阳之分，根据肾阴、肾阳偏胜的病理性质及其程度的不同，补肾又有壮阳、滋阴、填精、益气、降火等不同的具体治法。很多男性片面获得了一些中医知识或受到错误信息的误导，以为自己不能生育，性功能下降都是肾虚造成的，所以盲目购买很多补肾壮阳的药物或保健品服用。还有不少男性跑到医院说自己肾虚了，要求医生帮助"补一补"。如果以偏概全，盲目补肾，乱服用补肾药，会导致阴阳失衡，引发其他疾病或加重病情。任何药物都有着治疗作用和副作用，中药也是如此。当然，药物的副作用有大有小，有轻有重，有暂时的也有长久的。部分中药的副作用较小，短期服用虽效果不显著，对身体也没有什么害处。但有些补药"性情暴躁"，运用不得当就会发生意外。如精液不液化的患者给予其补肾壮阳药会加重精液的不液化，精子活动力低下者给予其滋阴降火药则可导致精子活力更低。如是肾阴虚却用了补肾壮阳的药，就像火上浇油；肾阳虚却用了滋补肾阴的药，就像雪上加霜，不仅治不了病，还会加重病情。所以不要乱服补肾药，服药前一定要先咨询你的主治医生，辨证论治，选择对证的补肾之法。

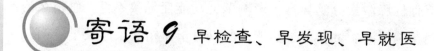

寄语 9 早检查、早发现、早就医

对于男性不育症治疗，早检查、早发现、早就医非常重要。并不是所有的男性不育症都不能治愈，相反，多数人的不育症是继发性的，早期发现后到正规、专业医院检查，查明原因，再根据个体病情差异采取不同的治疗方法，可使相当一部分不育患者受孕。很多久治不愈的患者因为前期没能综合把握病情，采用的治疗方法不正确，不仅拖延了治疗时间，而且还加重了病情，还可能错过最好的治疗时机。因此，建议不育的患者，及早到正规医院进行系统诊治，以免延误病情，增加治疗难度。